智慧医疗

主　编　金新政　谭警宇　舒占坤

副主编　刘智勇　庄俊汉　朱建平　洪　涛

编　委（按姓氏笔画排序）

马　超　王国渊　冯　锐　朱建平

庄俊汉　刘　静　刘　翠　刘智勇

李虹道　陈俊颖　金新政　洪　涛

郭静清　舒占坤　谭警宇

科学出版社

北　京

内 容 简 介

随着"智慧城市"概念的提出，衍生出越来越多功能复杂且全面的智慧系统，并广泛应用到了不同行业、不同领域当中。本书围绕智慧医疗的建设及发展，阐述了智慧医疗系统的要素、结构、功能老化表现、系统安全及相关标准，详细描述了系统中包括智慧医疗管理系统、医疗急诊系统、智慧手术系统、影像云服务系统和双向转诊系统等主要功能子系统，较全面地分析和说明了各个系统的功能。最后结合两个精选案例，对智慧医疗系统进一步分析和描述，同时对其建设进行了全面梳理。

本书适合医院管理专业本科生、研究生，以及医院管理人员阅读。

图书在版编目（CIP）数据

智慧医疗 / 金新政，谭警宇，舒占坤主编.—北京：科学出版社，2021.7
ISBN 978-7-03-069309-9

Ⅰ.①智…　Ⅱ.①金…②谭…③舒…　Ⅲ.①医疗卫生服务—研究
Ⅳ.①R197.1

中国版本图书馆CIP数据核字（2021）第132917号

责任编辑：李　植 / 责任校对：郭瑞芝
责任印制：李　彤 / 封面设计：陈　敬

科学出版社 出版
北京东黄城根北街16号
邮政编码：100717
http://www.sciencep.com

北京中科印刷有限公司 印刷
科学出版社发行　各地新华书店经销
*
2021年7月第 一 版　开本：787×1092　1/16
2022年1月第二次印刷　印张：14 1/2
字数：198 000

定价：128.00元
（如有印装质量问题，我社负责调换）

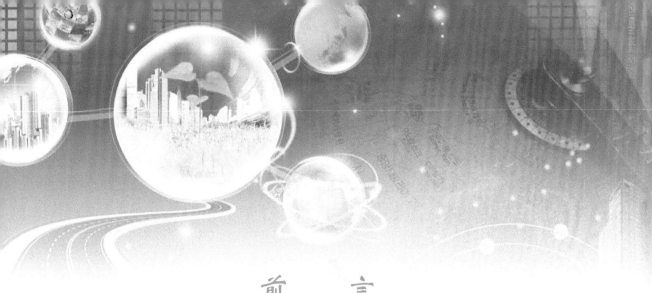

前　　言

　　智慧医疗系统是以智能化建设卫生平台为目的，有大容量数据库支持的，以数据处理为基础的计算机应用系统。它可以支持医院事务处理、信息服务和智能辅助管理决策。

　　为了适应信息时代的要求，培养实务型的信息系统开发和应用人员，推动并完善智慧医院规划建设，笔者在同仁们的鼓励与关怀下编写了这本既适合我国国情又吸收国内外先进智慧医疗理论与技术，指导智慧医疗信息系统建设理论与实务的图书。

　　本书有以下特点：

　　1. 实用性　本书笔者长期从事医疗管理信息系统的教学与科研工作，以现代信息理论为指导，结合实例，引导读者学习智慧医疗系统分析与设计的技能。

　　2. 综合性　智慧医疗系统本身就是一门综合性学科，是综合计算机硬件技术、软件技术、信息理论、网络技术、信息工程技术、运筹学和现代管理学等学科且相互渗透而形成。很多观点和方法都是依据近些年来出版的相关书刊和论文而提出的，它尝试将智慧医疗系统的理论知识、实践过程、方法手段、技术工具、实际示例集成在一起，成为一本可以经常翻阅的工具书。

　　3. 前瞻性　智慧医疗系统是信息系统长河中的一个主要发展分支，随着人们对信息处理的要求提高，随着计算机技术的日新月异，必然会有新的理论、方法和技术来代替现有的理论、方法与技术。由此可见，高度可集成的开放信息系统已树起它的旗帜，引导着智慧医疗系统的新发展，而本书重点向读者介绍这些新的发展趋势。

在老一辈专家的鼓励与鞭策下，在同仁的支持帮助下本书才得以顺利完成，在此表示衷心的感谢。

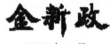

2019 年 4 月

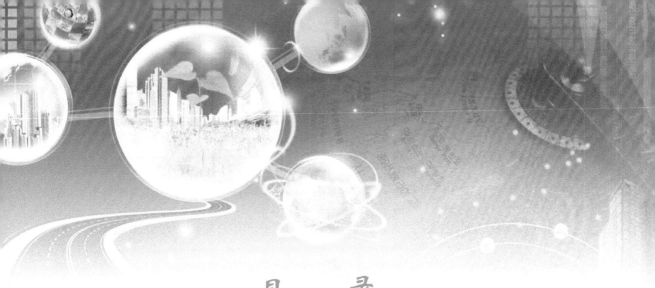

目　录

第一篇　智慧医疗总论

第二篇　智慧医疗各论——主要功能子系统

第三篇　智慧医疗精选案例

第一篇
智慧医疗总论

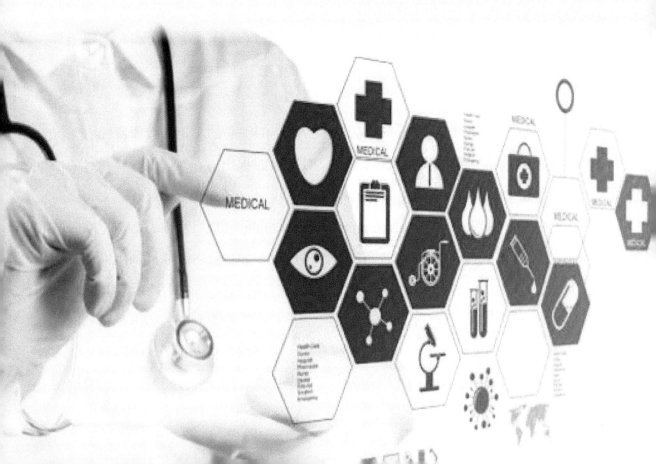

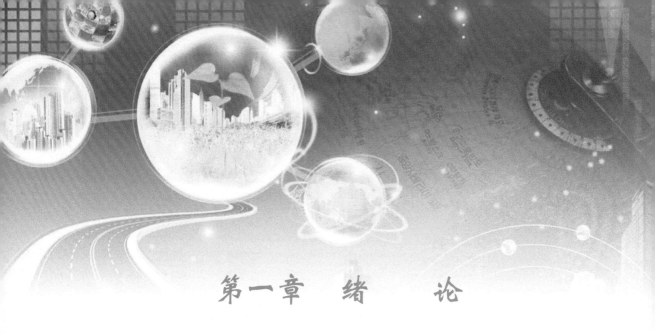

第一章 绪 论

第一节 智能社会扑面而来

智能化大潮正席卷中华大地：每个领域、每个部门、每个行业的有识之士都感到智能化趋势势不可挡，都在为智能时代的到来积极抢滩占地。面对即将到来的智能社会，有远见的学者必然嗅到了大量潜在商机。因此，这是一本抢占未来的智慧医疗作业指导书，一幅智能医疗实现的具体路线图。它将彻底改变我们未来的健康和工作模式。

智能化，是指综合利用云计算、大数据、区块链、物联网和人工智能等技术，来探索人类实际的各种需求并满足此类需求的技术。其中，物联网扮演着不可或缺的角色。

物联网概念起源于1999年，由MIT Auto-ID中心的Ashton教授研究射频识别技术（radio frequency identification，RFID）时提出。在2005年11月17日的信息社会世界峰会（World Summit on the Information Society，WSIS）上，国际电信联盟（International Telecommunication Union，ITU）发布了《ITU互联网报告2005：物联网》，正式提出物联网的概念。此报告对物联网的定义和范围都进行了修改，扩大了其覆盖范围，不仅仅局限在基于RFID技术。2009年，在中国国际通信展上，工业和信息化部副部长奚国华提到，传感网和物联网其实是两个名字一个概念，为方便交流宣传，传感网是官方用名，物联网可作为小名使用。而现如今，物联网在中国得到了广泛应用和开发，其涉及的范围早已超越了ITU报告中所囊括的内容，物联网由此被贴上了"中国式"标签，俨然成为"中国制造"的代名词。

那么，物联网的应用为何会在中国迅速发展呢？究其根本，我国在物联网方面存在着几项独特的优势。

第一，我国早在1999年就启动了物联网核心传感网技术研究，研发水平处于世界前列。

第二，在世界传感网领域，我国是标准主导国之一，专利拥有量高。

第三，我国是目前能够实现物联网完整产业链的国家之一。

第四，我国无线通信网络和宽带覆盖率高，为物联网的发展提供了坚实的基础设施支持。

第五，我国已经成为世界第二大经济体，有较为雄厚的经济实力支持物联网发展。

物联网的应用让物品有了通信和传输的功能，在提高用户体验感的同时，也为科研者提供了一大批可分析的数据。在便利人类生活的同时，还促进了新兴产业的形成。

据相关专家分析，物联网的发展和应用在节约成本、带来经济效益的同时，还能为全球经济的复苏提供源动力。目前美国、日本、韩国、意大利、加拿大等国家都在加大物联网的研究与开发，纷纷投入了大量资金和人力，以提高物联网在本国的使用率。除此之外，物联网的发展还带动了产业创新，促使各行各业都更加关注用户体验。从某种程度上看，物联网的崛起不仅推动了技术进步、社会经济发展，还改变了创新形态，使得开放创新、共同创新和大众创新成为产业发展的焦点。

今天，我们所处的是一个充满巨变和不断颠覆的时代，是一个科技、产业和资本两两之间高度耦合、深度叠加的时代。颠覆性、革命性的创新与迭代式、渐进式的创新并行，日益独立，专业的分工与逐渐共生、融合的分工并存，群体性、链条式、跨领域、成体系的变革也在生产、生活领域屡见不鲜。其中，人工智能的相关表现尤为一枝独秀，在信息、生命、材料、制造、能源等领域发挥强有力推动作用，孕育着堪与20世纪互联网诞生相提并论的重大科学突破。

当前，人工智能的浪潮席卷全球，现实社会与互联网空间加快融合，人、机、物正在进入万物互联、虚实结合、开放共享的智慧新时代。畅想一下，不久的将来，智慧社会将发生什么？

例如，机器人同事，机器人服务员，刀削面厨师机器人，灵魂伴侣，电影中的"大白"，Siri，日本情感机器人。有分析家认为现如今人与机器的交流逐渐大于人与人的交流。人人都有智能助理，对咖啡机说一句"我想喝杯咖啡"，"好的，稍等"，于是，一杯不加糖、脱脂奶的美式咖啡就到了手边，甚至无须特意说明需要的口味是什么，答案都在往日积累的口味偏好数据中。人人都是老司机，无人驾驶车的出现，能够为司机解放双手，出门"带脸就行"，"刷脸"时代，仅仅凭借一张脸就能轻松实现一切所需。

互联网技术让信息成本降为零，无人驾驶、3D打印、智慧医疗、智慧养老、智慧健康等诸多领域的智能化技术逐渐趋于成熟，智能社会的轮廓已越来越清晰地呈现在每个人面前。智能社会不仅是技术层面的创新，更是一种群体开放式的思维创新——未来在真正的智能社会中，每个人将可以通过更少的时间实现经济自由，实现真正的、有益于社会的"不劳而获"。

可以说，数字化、智能化浪潮会无差别地席卷全球，即便是行业的领军企业，也要面临着来自产品、服务及市场定位等方面的颠覆，智能化转型在很大程度上成为企业生死攸关的因素。

科技实力决定国家的竞争力。当前，人类社会加速进入智慧时代，国家核心竞争力要素呈现智能化升级趋势，转变为云计算、大数据、物联网、移动互联网、人工智能等新一代信息技术的竞争。也就是说，在智慧社会，国家之间竞争正在由以往的土地、人力、机器等转变为对智能技术形成的虚拟空间的争夺，由物质和信息的混合竞争模式进入到信息竞争模式。产业变革会带来商业模式的转变，数据、算法和产品的融合会引领新的商业范式。数据、算法，这些在如今的传媒界已经小试牛刀。其他行业也会如此，智能技术的革命也将带来商业模式的变化。可以预见，一些抢占了人工智能和大数据技术先机的公司，如BAT（Baidu，Alibaba，Tencent），会通过收集庞大而复杂的生产数据和用户数据，对传统的生产和营销模式进行业务和流程创新，推动企业从提供产品向提供产品服务系统转变。数据、算法和产品会共同构成互联网巨头公司发展的基石，它将超越美国福特汽车公司流水线，为人类整体的生产力带来又一次根本性突破。相信一个开放共享的智慧时代即将到来，我们应当敞开怀抱，去迎接崭新的智慧未来！

第二节　智能化概念

智能化，是指综合利用云计算、大数据、区块链、物联网和人工智能等技术，来探索人类实际的各种需求并满足此类需求的技术。例如，无人驾驶汽车，就是一种智能化的事物，它将传感器物联网、移动互联网、大数据分析等技术融为一体，从而能动地满足人的出行需求。它之所以是能动的，是因为它不像传统的汽车，需要被动的人为操作驾驶。

智能化是当前人类社会发展的必然趋势，要想实现智能化，必然离不开智能材料。由此对智能材料提出了新的要求，也在一定程度上推动了智能材料产业的发展。智能材料结构是一门新兴起的多学科交叉的综合科学。智能材料的研究内容十分丰富，涉及许多前沿学科和高新智能材料，在国家经济、人民生活水平、农业工业生产和服务行业等各方面起着非常重要的作用，应用领域十分广阔，是智能科学的热点趋势之一。

智能科学有着更为广泛的含义，主要是指在人工智能蓬勃发展的背景下诞生的新型学科，由科学基础、技术和应用三部分组成，主要研究领域包括脑科学、认知科学、人工智能等，涵盖了计算机科学、数学、工程学等多个学科领域的知识，是一门包罗其他智能学科的科学。其研究对象具有复杂性、交叉性、非线性、拟人（仿真）性、不确定性、不完整性、分布性和非数学过程。智能科学是在人工智能蓬勃发展的背景下诞生的新兴学科。该学科是智能基础理论与技术的交叉学科，是培育人工智能专业人才的一片沃土。信息系统服务是智能科学的一个应用，能产生人类智能行为的计算机系统，利用搜寻到的信息资源为人类提供服务。在平台支持的条件下，整合互联网、医疗服务、综合管线、环境控制、局域网和运营管理等环节，为患者、管理层和医务人员提供便捷、高效的服务。

更高级别的"智慧"，主要是指从感觉到记忆再到思维这一过程，智慧的结果产生了行为和语言，将行为和语言的表达过程称为"能力"，两者合称"智能"。智能一般具有以下特点：一是具有感知能力，即具有能够感知外部世界、获取外部信息的能力，这是产生智能活动的前提条件和必要条件；二是具有记忆和思维能力，即能够存储感知到的外部信息及由思维产生的知识，同时能够利用已有的知识对信息进行分析、计算、比较、判断、联想、决策；三是具有学习能力和自适应能力，即通过与环境的相互作用，不断学习积累知识，使自己能够适应环境变化；四是具有行为决策能力，即对外界的刺激做出反应，形成决策并传达相应的信息。具有上述特点的系统则为智能系统或智能化系统。

第三节　智慧医疗概念

大医院人满为患、社区医院无人问津、患者就诊手续烦琐等问题都是由于医疗信息不畅、医疗资源两极化、医疗监督机制不全等因素导致，这些问题已经成为影响社会和谐发展的重要原因。所以我们需要建立一套智慧的医疗信息网络平台体系，使患者用较短的等待时间、支付基本的医疗费用，就可以享受安全、便利、优质的诊疗服务。从根本上解决看病难、看病贵等问题，真正做到"人人健康，健康人人"。

智慧医疗（wise information technology of 120，WIT120）是指综合集成运用先进的互联网技术与人工智能设备等各要素构建而成的具有提供医疗服务功能的复杂信息系统，能够实现患者与设备、医护人员与设备、医疗机构与设备之间的通信与传输，其本质是打通患者与医务人员、医疗机构、医疗设备的关联，建立健康档案区域医疗信息平台，利用物联网技术，逐步达到信息化。

2015年，国务院办公厅颁布了《全国医疗卫生服务体系规划纲要（2015—2020年）》，指出"开展健康中国云服务计划，积极应用移动互联网、物联网、云计算、可穿戴设备等新技术，推动惠及全民的健康信息服务和智慧医疗服务，推动健康大数据的应用，逐步转变服务模式，提高服务能力和管理水平"。

在我国当前城镇化进程中，除了教育，医疗服务也是其中一个重要短板。医疗制度不够完善，患者看病难、费用高、一号难求、医疗资源分布不均等问题为百姓带来了一系列的困扰。尽管我国目前在加速推动分级诊疗等制度，但也难以缓解三级甲等医院人满为患、社区医院无人问津的问题。而资源分布不均、监管机制不全、医疗信息沟通不畅等问题也导致患者就诊手续烦琐、等待时间长，这些因素均在一定程度上影响了社会的和谐发展。因此，政府一直致力于医疗信息资源的配置，而智慧医疗建设在其中扮演了必不可少的角色。准确来说，智慧医疗就是推动惠民医疗的重要手段，通过信息技术手段的运用，打造一个平台体系，减少患者等待时间，并通过提供便捷的支付手段，给患者提供公平、安全、便捷、优质的诊疗服务。

由此可见，智慧医疗具有良好的发展前景，特别是在物联网的概念下，越来越多的行业运用物联网技术，如医疗保健业也随之加入物联网大军。5年前，智慧医疗设备的市场份额几乎是微乎其微，但在未来5年，该市场预计将以38%的复合年增长率增长。

那么如何紧跟物联网的步伐，建设好智慧医疗呢？医疗机构可以从以下几个方面考虑，借助物联网的东风发展市场，确保最大限度发挥物联网的力量，从而实现真正意义上的智慧医疗。

1. 建立智慧医院，实现资源共享 我国人口基数大，患者数量多，而医生资源有限，这种不平衡的供需关系加剧了排队时间长、一号难求的现象，加上患者往往倾向于去大型医院就诊，使得看病越来越难，医务人员工作压力也越来越大。除此之外，城镇化促进了医疗卫生信息化建设，在不断增加医疗卫生资源的同时，也使得医疗卫生资源不断集中到大医院，并且发生连锁反应。所以建议建立更多的智慧医院，实现医生资源共享，建立移动端设备，方便患者就医。

2. 合理利用云平台、云服务，实现医疗模式转变　随着云计算的兴起，业界逐渐转变营运模式。各种云平台（cloud platforms）的出现是该转变的最重要环节之一。医疗机构应该充分利用云平台、云服务，将硬件、医疗数据和影像、软件、网络等系列资源统一起来，实现医疗数据的计算、储存、处理和共享，从而实现智慧医疗的模式转变。

3. 全面看待智慧医疗，吸引更多资金流入　近两年来，智能手机、移动医疗开启了很多新的创业机会、应用场景，各类新玩家争相涌入，主要分为面向医院、面向医生的B2B模式和直接面向用户的B2C模式，前者以为专业人士提供医学知识为主，后者则是"自查+问诊"类远程医疗健康咨询应用。所以，医疗机构应该以更开放的态度、更包容的心态接纳智慧医疗，从而让专家、学者、患者及医疗设备的开发商和研究人员都参与到智慧医疗的领域中来，秉着为人民服务的态度，实现最大利益化、商业化，从而维持医疗机构的正常运营，推动智慧医疗领域的发展。

4. 尝试与不同领域的人合作，碰撞出不一样的火花　美国福特汽车公司是生产汽车的公司，然而它却与医疗保健行业合作，合作的初衷是这样的：如果有人在车内心脏病发作，汽车会通知附近的医院，在患者意识到自己需要救护之前，就可以派出救护车。这可以被称为"车载医疗"，美国福特汽车公司正在就某个技术方案与医疗保健行业合作。通过上述案例不难发现，我们生活在一个人才辈出、科技创新的时代，一个团队或个人的创新往往会影响他人的创新或时代的进步，这是令人意想不到的。这种思想改变或者科技的创新，可能会将某些看似不相关的领域紧紧联系在一起，碰撞出不一样的火花。

5. 提取数据信息价值 在这个信息化时代，大家越来越重视数据信息带来的潜在无限价值。数据记录的是事物的客观属性，经过加工整理后便成了信息，而显性的信息经过人类内化吸收转换成了智慧；加工后的信息经过数字化后，变成数据进行存储、传输和共享。例如，医疗行业可以将纸质病历改为电子病历，通过建立电子医疗系统，系统地整合分析医疗数据，从而发掘藏在这些数据信息之下的医疗秘密，促进更全面更完善的智慧医疗体系发展。

建立高质量和稳健的智慧医疗体系，一方面能够帮助医生快速搜索获得相关科学证据来辅助诊断；另一方面还能够帮助医学领域内的从业人员，如系统开发商、医务人员、药品供应商、保险公司等形成生态圈，便于交流信息和数据共享。由此可见，智慧医疗不仅可以提高相关人员的工作效率、简化患者就诊流程，还能缓解医院人员流动量大、医疗费用攀升等问题，使生态圈内各个群体受益。

除此之外，在不同医疗机构间搭建医疗信息整合平台，将医院之间的业务流程进行整合，促使医疗信息和资源可以共享和交换，也可以跨医疗机构进行在线预约和双向转诊，这使得"小病在社区，大病进医院，康复回社区"的居民就诊模式成为现实，从而大幅提升了医疗资源的合理化分配，真正做到以患者为中心。

相信在不久的将来医疗行业将融入更多人工智慧、传感技术等高科技，使医疗服务走向真正意义的智能化，推动医疗事业的繁荣发展。在中国新医改的大背景下，智慧医疗正在走进寻常百姓的生活。

同样，智慧医疗信息系统特征是一般系统所共有的性质。主要包括：

1. 集合性 智慧医疗信息系统是由两个或两个以上可以相互区别的要素（或子系统）组成的，单个要素不能构成系统，完全相同的要素，数量虽多亦不能构成系统。

2. 相关性 智慧医疗信息系统内每一要素（或子系统）相互依存、相互制约、相互作用而形成了一个相互关联的整体，这种要素（或子系统）间的特定"关系"体现出了系统的整体性，要素相同而关联关系不同，系统表现的整体特性不同。也正是这种"关系"，使系统中每个要素的存在依赖于其他要素的存在，往往某个要素发生了变化，其他要素也随之变化，并引起系统变化。

3. 目的性 智慧医疗信息系统是一个复杂的复合系统。人工系统和复合系统都具有明确目的，即系统表现出的某种特定功能。这种目的必须是系统的整体目的，不是构成系统要素（或子系统）的局部目的。通常情况下，一个系统可能有多重目的性。

4. 层次性 智慧医疗信息系统由许多子系统组成（第二篇所述，共13个子系统），而这个系统本身又是一个更大系统的组成部分，系统是有层次的。系统的结构、功能都指的是相应层次上的结构与功能，而不能代表高层次和低层次上的结构与功能。一般来说，层次越多，其系统越复杂。

5. 环境适应性 智慧医疗信息系统具有随外部环境变化而进行相应自我调节，以适应新环境的能力。系统与环境要进行各种形式的交换，受到环境的制约与限制，环境的变化会直接影响系统的功能及目的，系统必须在环境变化时，对自身功能做出相应调整，不影响系统目的的实现。没有环境适应性的系统，是没有生命力的。

6. 动态性 首先，智慧医疗信息系统的活动是动态的，系统的功能和目的是通过与环境进行物质、能量、信息的交流实现的。因此，物质、能量、信息的有组织运动，构成了系统活动的动态循环。其次，智慧医疗信息系统过程也是动态的，其生命周期系统本身也处在孕育、产生、发展、衰退、消灭的变化过程中。

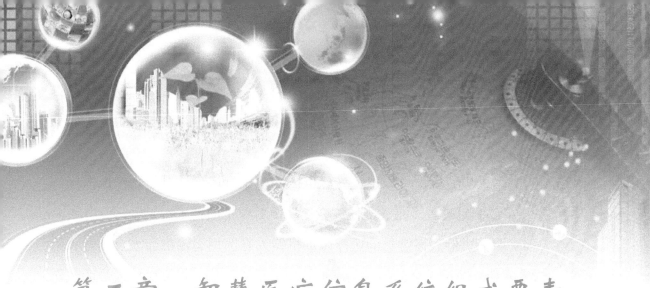

第二章　智慧医疗信息系统组成要素

第一节　人

智慧医疗的建设理念是"以人为本"，为就诊的患者和有健康需求的人服务，而不再是原来的以服务医院和医生为核心。医疗行业的信息化起源于医院业务收费系统建设，历经多年之后，服务对象始终围绕着医护人员展开，真正面向患者的医疗系统极少。在医疗资源匮乏的环境下，医院在主导着市场和服务，患者和健康人群的医疗诉求往往统一被信息化建设所忽略。对于患者而言，以患者为中心，提供人性化、周到和专业的服务与良好的医疗体验是智慧医疗构建的主旨；对于医护人员来说，简化工作流程、减轻工作压力是医疗卫生系统构建的核心，而对于管理者来说，如何合理分配医疗资源，提高患者满意度，是智慧医疗构建的目的。除此之外，随着科技的发展，机器人在医疗领域也承担了不可或缺的角色，其被广泛应用于医院和诊所，不仅能够实现药品搬运、智能导诊等功能，还可以辅助诊疗，帮助医生快速、准确地做出诊断。

1. 机器人分类　根据国际机器人联合会（International Federation of Robotics，IFR）分类，医用机器人可以分为手术机器人、康复机器人、辅助机器人、服务机器人四大类。

（1）手术机器人：操作精细，伤口小，出血量少，用时短；扩大医生视野，减少手部颤动；减少参加手术医护人员数量，降低成本。

（2）康复机器人：有效促进神经系统的功能重组、代偿和再生；有效缓解肌肉萎缩和关节萎缩；优化了医护资源。

（3）辅助机器人：可以感觉并且可以处理感官信息后给予用户反馈操作的设备；可以满足患者、行动不便或老年群体对医护的需求。

（4）服务机器人：常见的医疗服务机器人有医用运输机器人及消毒和杀菌机器人，帮助医护人员分担一些沉重烦琐的运输工作，提高医护人员的工作效率。

另外，还有一种说法认为，按照用途不同，医用机器人包括临床医疗机器人、护理机器人、医用教学机器人和搬运机器人等。临床医疗机器人包括诊断机器人和外科手术机器人，可以进行精确的诊断或外科手术；护理机器人并非像平时说的人类护工一样，能够全面照顾被护理对象的一切饮食起居，而是能够用来分担护理人员繁重琐碎的护理工作的机器人，更多的是负责检查患者身体情况，帮助患者分配好药物，甚至是在患者发生紧急情况的时候及时联系医护人员；医用教学机器人则是医疗指导过程中最理想的教具，通过模拟真实医治过程，有助于提高医护人员手术配合和临场反应能力；搬运机器人多用于代替护士运送药品、送病历与化验单或运送瘫痪和行动不便的患者。

2. 手术机器人优势　外科手术机器人有几大优势：一是自由度高，使得手术更加灵巧；二是能为医生提供放大的三维影像，让手术做得更加精细；三是改变了传统手术的模式，以前医生是站在患者旁边手术，现在是坐在控制台前手术，缓解了长时间手术带来的疲劳；四是可以实现远程手术，机器人可以放在偏远地区，由医生远程操控，使更多患者享受到高科技医疗的福利。

外科手术机器人除了解决医疗技术上的问题以外，还为医院缓解了诸多压力，例如，患者太多而人手不足时，机器人可以担负起引导挂号、送药等服务。当一些患者需要移动而人力不便时，由机器人来进行会更高效安全。

第二节　财

　　智慧医疗建设是我国卫生领域的重要方向，吸引了越来越多的人参与其中。由于国内公共医疗管理系统的不完善，医疗成本高、渠道少、覆盖面窄等问题困扰着大众民生。大医院人满为患、社区医院无人问津、患者就诊手续烦琐等问题都是由于医疗信息不畅、医疗资源两极化、医疗监督机制不全等导致的，这些问题已经成为影响社会和谐发展的重要因素。政府一直高度重视医疗领域的信息资源配置，智慧医疗建设就是重要内容之一，但智慧医疗的建设在很大程度上会受到资金的限制。

　　2015年，国务院办公厅颁布了《全国医疗卫生服务体系规划纲要（2015—2020年）》，指出"开展健康中国云服务计划，积极应用移动互联网、物联网、云计算、可穿戴设备等新技术，推动惠及全民的健康信息服务和智慧医疗服务，推动健康大数据的应用，逐步转变服务模式，提高服务能力和管理水平"。智慧医疗就是推动惠民医疗的重要手段，通过信息技术手段的运用，打造一个平台体系，缩短患者等待时间，并通过提供便捷的支付手段，给患者提供公平、安全、便捷、优质的诊疗服务。由此可见，智慧医疗的大部分甚至所有功能都是在数字领域中实施，因此智慧医疗建设也是一个技术密集型的工程，但是这些新技术的应用，本身就是一笔不小的开支，同时还面临着不断的技术升级与迭代。除此之外，数字技术的实施应用，还涉及广泛的传感器安装和软件的版权购买，从而使得数以万计的互联网设备能够实时收集各种数据信息，以提供高效的公共服务。基础设施的大面积更新，同样是个浩大的工程。如此看来，政府对智慧医疗的投入不足会对建设进度造成极大阻碍。

　　因此，建议各级卫生部门联合，积极向国家卫生健康委员会争取智慧医疗建设资金，市级财政加强资金扶持力度，安排可持续性资金投入，同时加大与金融机构的沟通协调，多方筹资以确保我国智慧医疗信息系统建设的稳步推进。

但是，如果地方政府暂时无法投入大笔资金用于建设如智慧医疗、智慧医院这样的大工程，那么是否意味着医疗的智慧化就没什么可做的？显然也不是。如医疗服务的数字化，相对而言，这些投资成本较低，但同样能够提升效率、释放经济效能。这就是智慧城市建设可以着手的另一种建设，即智慧化服务。

智慧医疗建设并不意味着一定要大搞工程建设，并不是"高大上"的系统或项目，才称得上是智慧医疗建设，同样，一些小的服务或项目的开展，也是智慧城市建设的组成部分。例如，智慧医院系统的建设，主要为实现患者诊疗信息和行政管理信息的收集、存储、处理、提取及数据交换，可提供的服务包括远程探视、远程会诊、自动报警、临床决策、智慧处方等；再如，区域卫生系统的功能完善，包括收集、处理和传输来自社区、医院、医疗科研机构、卫生监管部门记录的所有信息；或者是家庭健康系统的建设。该系统是最贴近市民的健康保障，包括针对行动不便而无法送往医院进行救治患者的远程医疗，对慢性病及老幼患者远程的照护，对智障、残疾、患有传染病等特殊人群的健康监测，还包括自动提示用药时间、服用禁忌、剩余药量等的智能服药系统。这些服务项目虽然是智慧医疗建设的一部分工程，但都可以在很大程度上提高患者和医务人员的满意度。

从目前智慧医疗发展模式来看，政府依然是投资的主体，而且侧重点还主要集中在医院的信息化上，与从根本上改善医疗服务的严重短缺问题的要求还存在较大差距。从智慧医院系统的建设进度看，当前医院信息系统（hospital information system，HIS）的普及率明显提升，建设的重点已经转向临床管理信息化（clinic information system，CIS）方面。随着三医（医疗、医保、医药）联动、医保异地支付等政策的放开，电商和资本进入智慧医疗领域的动力显著加强。

第三节　信息资源

一、卫生信息资源配置现状

医疗卫生信息资源规划：医疗卫生信息的采集、处理、传输和使用的全面规划，是侧重数据流分析，为整合信息资源、消除"信息孤岛"和"信息烟囱"、实现信息资源共享的总体规划。

1. 卫生信息资源的配置不均衡　主要是指硬件资源分配上不均衡。从全国看，城市的卫生信息资源配置远高于农村，我国城乡人口的比例几乎为1∶1，然而城市却占有卫生资源总量的80%，且过分集中在大城市、大医院及大设备上，农村仅占了20%，甚至有些偏远地区的农村在医疗卫生领域还没有实现信息网络化。卫生信息资源的分布呈现出明显的"倒三角形"，即在总体信息资源的配置上，出现了高层次的医疗卫生信息资源多于中层次，而中层次又多于基层这一特殊的配置状态。硬资源如医疗卫生信息设备等方面，配置的不合理性必将导致卫生信息软件资源分布的不协调性出现。

2. 卫生信息资源的交换性与共享性差　我们国家的公共卫生信息领域中，存在着多个独立的信息系统。以医院为例，在不同的医院，特别是信息化起步较早的三级甲等综合性医院，它们自己设立的医院信息管理系统与业务之间相互封闭，造成信息分散，导致信息的协调性和连续性差，使各个大医院的信息不能共享及交换；再如，一部分省市的医疗卫生统计的数据库，目前还局限在日常的管理层面，尤其是在应急指挥情况下，其需要的数据及资料大多是以纸质文件保存和交换的。即使有一些是电子资料，也基本在不同部门及不同人员手中，而没有形成数据库管理与共享，决策的依据也基本是下级单位与部门的文字资料和口头报告，没有相关的分析工具和信息资源数据库的支持。如果各医疗机构的各部门只依据本部门业务方面的需求建立相应的应用系统，缺乏统一信息化的规范与标准，那么将会导致堆积大量的冗余信息，开发各个系统的成本高、强度高，严重浪费各种人、财、物，以及产生"信息孤岛"。卫生信息资源不支持跨部门间的业务协同，不能使业务分割成一个个小的部分，从而不能使大量的卫生信息资源得到有效的流动与配置使用，导致开展区域性卫生信息整合变得极为复杂。

3. 缺乏以公众需求为导向的卫生信息资源建设　卫生信息资源的公众用户对本资源的需求特点很明确，据调查统计，有大概75%的公众需求是围绕提高生活质量、医疗保健、疾病预防、合理用药、健康心理、科学运动等方面的信息。不仅如此，信息还要求准确、及时、通俗，但因为忽略了公众的实际信息需求，信息检索不够方便迅速，使医患之间的交流互动缺乏有效的技术推动，同时在信息传播过程中，卫生信息本身存在着内容上专业度过高、数量庞杂、内容失真、标准化程度低、可信度低、重复严重等问题，缺乏可信度高、统一的官方发布的面向公众的卫生信息，这直接对该类信息资源的有效利用造成不良影响。

4. 医疗卫生资源的短缺与浪费并存　随着人们对医疗需求的日益增长，大多数患者选择知名医院和医学专家，这就加重了一些中心医院及医疗卫生人员，特别是优秀医务人员、医学专家的负担，类似于中心医院等具有先进医学因素的医院经常出现患者爆满、床位短缺、专家号短缺等现象，而与之相反的是，地方医院医疗卫生资源却不能实现有效利用，造成了一定程度上医疗卫生资源的浪费。

5. 医疗效率低下，患者看病难、看病贵　由于先进的医疗资源主要集中在大城市、大医院，这使得大多数地方群众患病后在当地难以有效就诊，患者只能长途跋涉，选择去大城市、大医院就诊。而在患者就医的过程中，还经常性地存在长时间的挂号等待、重复检查、就诊专家不确定等一系列问题，这些问题一方面延误了就诊时间，另一方面也增加了就医难度，加大了患者的经济负担，同时也加剧了群众看病难、看病贵的问题。

二、卫生信息资源规划

卫生信息资源规划是指对卫生信息资源的构成、定义、分类、分布与获取、组织与管理、服务模式进行规划，它是卫生信息化建设的基础。卫生信息资源规划的发起者是拥有行业行政管理权力的卫生行政管理部门，在各级医疗机构"一把手"领导下的信息部门是卫生信息资源规划的执行者，其目的是理清并规范表达卫生信息化建设的需求，整合信息资源，为各级医疗机构及医疗管理机构的应用软件选型并保证成功实施。其中相关机构有：

1. 区卫生局职能域6个　卫生行政管理、疾病预防控制、卫生执法监督、医疗救治、妇幼保健、应急指挥。

2. 试点医院智能域3个　医疗服务、药品器械、血液管理。

3. 试点社区（中心）智能域4个　社区卫生、医疗保健、计划生育、健康教育。

区域卫生信息资源规划中的区域是指"具有独立财政支撑，具有完整的医疗卫生体系的行政区域划分地区"，属于卫生行政管理战略的延伸，必然随着医疗卫生事业改革而不断变化。制订总体规划，以政策法规作保证，以计算机网络规划为基础，分步分层实施，才能保证信息资源规划紧跟卫生事业发展不会流于形式。要实现卫生信息资源统一规划，主要需要完成以下三方面的工作：

1. 主题数据库的制订及应用　建立主题数据库是一项复杂而长期的工作，设计时要避免冗余，符合范式规则。卫生信息系统业务内容复杂，涉及众多规范标准，且诸多标准仍在不断研究发展中，全球卫生信息系统的互联互通均在规范与标准方面遭遇巨大阻力，这也增加了建立相关主题数据库的复杂性。另外，区域小到区、县，大到全国、全球，小区域的卫生信息资源规划均要服从大区域，不能在小区域中形成新的"信息孤岛"，这决定了一个区域的卫生信息资源规划必须服从国家医疗改革"逐步建立统一高效、资源整合、互联互通、信息共享、透明公开、使用便捷、实时监管的医药卫生信息系统"的总体要求。依据公立医院改革"先行试点、逐步推开"的原则，一个区域医疗机构的信息化建设规范必然是逐步展开推行的，这些差别决定推广运用已建成的主题数据库也将有一个由点到面、逐步推广的过程。因此，区域卫生信息资源规划必须在服从国家医疗改革总体要求的前提下，根据已颁布的国家标准、文件制订总体规划，分阶段确定工作目标，上下结合，分批建立主题数据库，并根据本区域内卫生信息化水平，逐步推广应用已建成的主题数据库。除此之外，信息资源规划要结合业务分析，以便系统、本质、概括地把握企业的功能结构，通过"职能域-业务过程-业务活动"这样的业务模型表达业务框架。选取合适的职能域作为突破口，将是业务分析首先面临的问题。多年的信息化建设，使得有大量成熟的标准可以应用。在定义职能域，进行职能域业务分析时，可利用公司的系统分析员配合进行，有效解决了缺少人员和经验问题，大大降低了主题数据库的建设难度。

2. 统一规划建设区域计算机网络　区域卫生信息平台建设是区域卫生信息资源规划的重要服务对象。根据《基于健康档案的区域卫生信息平台建设指南（试行）》建议，区域卫生信息平台建设将建成纵向联通国家级、省级、地区级、县级四级平台架构，横向互联本级各种医疗卫生机构的庞大计算机网络。计算机网络主要由资源子网和通信子网构成，提高资源利用率，减少建设运营管理费用是信息资源规划的主要目标之一。统一规划建设通信网可有效节省建设运营管理费用，降低故障发生率。由管理部门组织各级单位建设通信网，可获得更大优惠，从而降低各单位日常通信费用，还可以统一规划，优化通信网络路径，以有效减少通信线路总长度，这样租用按长度计费通信线路（如裸光纤），就能节约大量初装费和运行维护费用，且组成通信网络比单一的点对点通信线路更能减少通信故障。除此之外，统一规划建立资源子网可提高信息资源利用率，减少管理运行费用。在通信子网的基础上合理规划资源子网，一个区域同类型医疗机构将可能只需一台数字化图书馆服务器。这样不但可以减少服务器运行维护开支，也有利于对服务器进行集中维护，及时更新数据资料。最后，统一规划的计算机网络平台能开发新的业务应用，进一步丰富信息资源。从另一个角度来看，健康档案要实现无纸化共享，就离不开电子签名，而电子签名的实现又离不开计算机网络建设。通过统一规划的计算机网络将提供灾难备份服务，逐步将各单位事务数据库集中保存，能为医疗等功能域的主题数据库创建收集数据。统一规划的计算机网络可为云存储、云计算、云搜索等新技术的实现提供平台，从而进一步丰富信息资源。因此，统一规划建立的区域计算机网络是区域内信息资源获取、转移、共享增值的重要基础，是新型信息资源生产利用的前提，也是区域卫生信息资源规划的重要内容。

3. 卫生信息资源规划需要相应政策法规标准配套保障推行　卫生信息要求可信可追溯，实现健康档案无纸化共享需要行业法规政策的引导。同时，卫生信息共享也暴露出政策法规的空白。信息共享的同时，信息安全问题也随之而来。特殊人群的医疗信息已列入国家机密，必须防止非权限访问，防止个人隐私泄露，是卫生信息资源规划必须考虑的目标之一。这一目标的实现离不开相关政策法规，《关于禁止非医学需要的胎儿性别鉴定和选择性别的人工终止妊娠的规定》即一个实例。另外，共享医学信息的责任认定需政策法规予以认定。随着基于健康管理的区域卫生信息平台建设发展，多向转诊制度推广，如何认定医疗事故、医疗责任将日益困难，需要政策法规进行规范认定，并体现在卫生信息资源规划总结中。最后，信息资源规划的开展、实施、推广需要政策法规的保证。信息资源规划所需的收集数据、调研流程已成为医学信息公司的商业机密，必须有相关法规授权才能获取。推行主题数据库，不仅要对医疗机构进行规范，也要对商业信息公司开发的软件进行规范，以保证信息资源规划能够确定实施，医学数据能够准确采集，这些都需要相关规定来落实。

第四节　技术设施

智慧医疗建设和运维的关键技术包括物联网技术、云计算、大数据、人工智能等。

1. 物联网技术　是一个基于互联网等信息承载体，将各种信息传感设备，如射频识别装置、红外感应器、激光扫描器等与互联网结合起来，让所有能够被独立寻址的普通物理对象之间实现互联互通的巨大网络。物联网与智慧医疗建筑之间实现互动，可用于建筑物里人员管理、设备管理、物资管理等方面。例如，首都医科大学附属北京天坛医院将大部分设备集成到统一的服务平台上统一管理，通过物联网技术对设备和物品进行精确定位与智能监控。马里兰大学医学中心借助射频识别技术和条形码技术进行材料和设备安装管理。

2. 云计算　基于物联网技术的智慧建筑实时采集由建筑发出的各种信号，这些累积产生的海量数据是复杂多样的，只有经过存储、处理、查询和分析后才能被充分应用，进而提升应用服务的水平和质量，满足用户的各种需求。而如此大的数据量，普通的计算方式根本无法满足需求。云计算中的"云"由数以亿计的计算机、移动端组成，具有相当大的规模，能提供前所未有的计算能力、存储能力等，可以快速将智能装置采集来的海量数据资源转变为有价值的信息，从而提供快捷、高效的服务。同时，云计算的计算模式使计算机或者其他设备可以根据需求共享信息和软硬件资源，这种按需提供的特点使得智慧建筑可以"轻装上阵"，以更经济的方式实现建筑的"智慧化"。

3. 大数据　通常形容的是大量的非结构化和半结构化数据，通过大数据技术对这些数据进行采集、发现或分析，进而提取内在的经济价值。对于医院建筑，可以通过大数据获取决策信息，如医院地理位置的选取、容量控制、服务类型控制等。医院内各类建筑，到底有多少需求，放在哪里合适，都可以参照医院就医流程、人员流动规律决定。再如，医院单体建筑内部大量涉及尺寸、大小、高度、面积，这些都可以利用大数据决策，如休息室大小、座椅数量、开窗大小、灯光强弱、吸音降噪、电梯运行等。建筑性能方面，如果有大量的传感器追踪数据，医院建筑外墙的保温、通风、节能这些设计能够有很好的改善。例如，如果能掌握大量已有建筑的能耗和物理量信息，再做好新建筑的感应控制，将极大改善暖通空调的设计。

4. 人工智能　是多种学科互相渗透的一门综合性学科，包括计算机科学、控制论、信息论、神经生理学、心理学、语言学等，主要研究如何构造智能机器或智能系统并使其能模拟、延伸、扩展人类智能的学科。实践中，已有许多专家系统、决策支持系统应用在建筑行业取得了很好的经济效益和社会效益。2017年12月，国家卫生和计划生育委员会制定了《医院信息化建设应用技术指引（2017年版）》，其中第148条指出可将人工智能运用于医院智能管理方面，通过智能算法分析，支持医疗资源预测和调度，辅助医院运营管理决策。

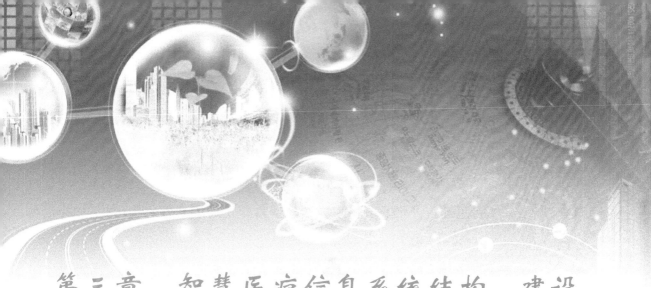

第三章 智慧医疗信息系统结构、建设原则与功能

一、智慧医疗信息系统的结构

智慧医疗由三部分组成，分别为智慧医院系统、区域卫生系统及家庭健康系统。

1. 智慧医院系统 该系统主要实现患者诊疗信息和行政管理信息的收集、存储、处理、提取及数据交换，可提供的服务包括远程探视、远程会诊、自动报警、临床决策系统、智慧处方等。

2. 区域卫生系统 该系统包括区域卫生平台和公共卫生系统两部分。前者主要是收集、处理和传输社区、医院、医疗科研机构、卫生监管部门等记录的所有信息，可以提供一般疾病的基本治疗、慢性病的社区护理、大病向上转诊、接收恢复转诊、科研管理等服务；后者主要提供疫情监控等公共卫生服务。

3. 家庭健康系统 该系统是最贴近市民的健康保障，包括针对行动不便无法送往医院进行救治患者的远程医疗，对慢性病及老幼患者远程的照护，对智障、残疾、传染病等特殊人群的健康监测，还包括自动提示用药时间、服用禁忌、剩余药量及进行生命体征监测、自动报警等。

二、智慧医疗信息系统的建设原则

1. 互联性 在医院任何一个地方，医护人员都可以登录距离自己最近的医疗系统查询医学影像资料和医嘱；患者的转诊信息及病历可以在任意一家医院通过医疗联网方式调阅；经授权的医生可以随时查阅患者的病历、患史、治疗措施和保险细则，患者也可以自主选择更换医生或医院，这样能在很大程度上减少医患矛盾的发生。

2. 协作性　可以整合并共享医疗信息和治疗记录，构建一个综合的专业医疗网络。实时感知、处理和分析重大医疗事件，快速、有效地作出积极的医疗响应。

3. 预防性　能实时感知、处理和分析重大医疗事件，从而快速有效地作出响应，及时给出相对应的医疗解决方案。

4. 普及性　支持乡镇医院和社区医院快速地连接中心医院，方便患者的救治。

5. 创新性　提升综合医疗知识和医疗过程处理能力，进一步推动临床创新和研究，从而更好地为患者服务，造福于人类。

6. 可靠性　使从业医生能够快速搜索、分析和引用大量科学证据来精准地判断病因，从而更好地去给患者诊断，省去一些不必要的医疗诊断过程。

虽然目前只有小部分医院设置这种医疗系统，也只有少部分人享受到这种智能系统带来的便利，但是在不久的将来，会普及到各大城市主要医疗机构。

随着《物联网"十二五"发展规划》的出台与各省市智慧城市的规划或落实，智慧医疗也将被物联网和智慧城市的建设促进发展。

物联网的技术在医疗领域的应用潜力也是非常巨大的，能够满足医疗的信息、医疗设备、公共卫生安全的智能化管理与监控等方面的需求，从而解决医疗平台支撑薄弱、医疗服务水平整体较低、医疗安全生产隐患等问题。

三、智慧医疗信息系统功能

智慧医疗信息系统功能框图见图3-1。

1. 智慧医疗信息系统是重要的信息资源　对智慧医疗信息系统来说，人、物资、能源、资金、信息是五大重要资源。人、物资、能源、资金这些

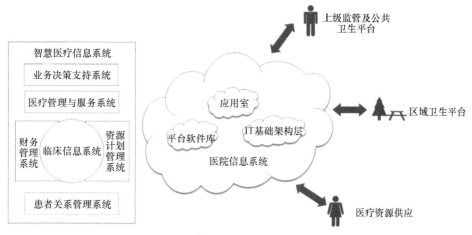

图 3-1 智慧医疗信息系统功能框图

都是可见的有形资源，而信息是一种无形的资源。以前人们比较看重有形的资源，进入信息社会和知识经济时代以后，信息资源就显得日益重要。因为信息资源决定了如何更有效地利用物资资源。信息资源是人类与自然的斗争中得出的知识结晶，掌握了信息资源，就可以更好地利用有形资源，使有形资源发挥更好的效益。

2. 智慧医疗信息系统是医疗管理决策的基础 决策是通过对客观外部情况和客观内部情况的了解做出正确的判断和决定。所以，决策和信息有着非常密切的联系。过去一些凭经验或者灵感的决策经常会造成失误，由此可以看出信息是决策的基础。

3. 智慧医疗信息系统是实施管理控制的依据 在管理控制中，以信息来控制整个生产过程、服务过程的运作，也靠信息的反馈来不断修正已有的计划，依靠信息来实施管理控制。有很多事情不能很好地控制，其根源是没有很好地掌握全面的信息。

4. 智慧医疗信息系统是联系组织内外的纽带 智慧医疗信息系统内部各职能部门之间也是通过信息互相沟通的。因此，各职能部门要进行联系，促进整个系统能够协调地工作就要依靠信息，因为它是组织内外沟通的一个纽带，没有信息就不可能很好地沟通内外的联系和步调一致地协同工作。

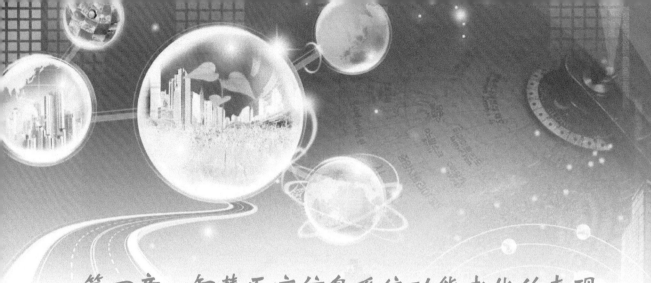

第四章 智慧医疗信息系统功能老化的表现

第一节 智慧医疗信息系统生命周期

智慧医疗信息系统生命周期是指智慧医疗信息系统在使用过程中随着其生存环境的变化，可分为立项、开发、运维和消亡4个过程。

智慧医疗信息系统生命周期由系统分析、系统设计、系统实施及系统维护4个时期组成（图4-1），每一个时期又进一步划分成若干个阶段。

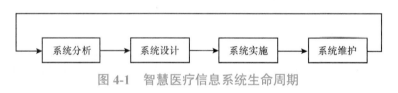

图 4-1 智慧医疗信息系统生命周期

1. **系统分析** 也称系统调查与分析，是智慧医疗信息系统生命周期的第一个阶段，也是最重要的一个环节。系统分析时期的任务包括确定智慧医疗信息系统必须完成的总目标、确定工程的可行性、导出实现工程目标应该采取的策略及系统必须完成的功能、估计完成该项工程需要的资源和成本，并且制订工程进度表。系统分析时期通常进一步划分成3个阶段，即问题定义、可行性研究和需求分析。问题定义阶段的主要任务是确定所开发的智慧医疗信息系统要完成的目标是什么，如果不知道智慧医疗信息系统的目标就试图开发智慧医疗信息系统，显然是盲目的，只会白白浪费时间和金钱。可行性研究阶段的主要任务是分析达到智慧医疗信息系统的目标是否存在可行性的办法。可行性研究的结果是智慧医疗信息系统的负责人做出是否继续进行智慧医疗信息系统开发决定的重要依据。一般来说，只有投资可能取得较大效益的那些智慧医疗信息系统才值得继续进行下去，及时终止不值得投资的工程项目可以避免更大的浪费。需求分析阶段的主要任务是确定目标系统必须具备哪些功能及系统正常运行时应满足的性能指标。

2. 系统设计　是智慧医疗信息系统生命周期中另一个重要阶段。系统设计的主要目的就是为下一阶段的系统实施制订蓝图。系统设计包括两个方面的内容：首先是系统总体设计，总体设计的任务是提供智慧医疗信息系统概括的解决方案，主要内容包括智慧医疗信息系统的功能模块划分，功能模块之间的层次结构和关系；其次是系统详细设计，详细设计的任务是把系统总体设计的结果具体化，这个阶段的任务不是编写程序，而是设计出各个功能模块的详细规格说明，如智慧医疗信息系统各个模块的处理流程，系统的数据流程和数据库逻辑结构的设计。

3. 系统实施　是新系统开发工作的最后一个阶段。所谓实施指的是将上述系统设计阶段的结果在计算机上实现，将原来纸面上的、类似于设计图式的新系统的设计方案转换成可执行的应用系统。系统设计阶段的主要任务是按总体设计方案购置和安装计算机网络系统、建立数据库系统、程序设计与调试、整理基础数据、培训操作人员和试运行。

4. 系统维护　是系统投入正常运行之后一件长期而又艰巨的工作。系统维护时期的主要任务是使系统持久地满足用户需要。具体来说，系统维护的任务包括当在系统使用过程中发现错误时应该加以改正、当环境改变时应该修改系统以适应新的环境、当企业有新的需求时应该及时改进智慧医疗信息系统以满足企业的需求。每一次维护活动本质上都是一次压缩和简化系统定义与开发的过程。

智慧医疗信息系统的生命周期是周而复始进行的，一个系统开发完成以后就会不断地评价和积累问题，积累到一定程度就要重新进行系统分析，开始一个新的生命周期。一般来说，不管系统运行的好坏，每隔一定的时期都要进行新一轮的开发。

另外需要注意的是，智慧医疗信息系统的生命周期并不等于智慧医疗信息系统软件的生命周期，智慧医疗信息系统的生命周期考查的对象包含了组成智慧医疗信息系统的软件和硬件，具有更多的内容。但由于智慧医疗信息系统的大多数功能一般是通过软件来实现的，因此，智慧医疗信息系统的生命周期和智慧医疗信息系统软件生命周期的联系又是十分密切的。

第二节　安全保障

智慧医疗信息系统的生命周期层面和保障要求之间不是相互孤立的，而是相互关联、密不可分的。图4-1示例化地描述了它们之间的关系。

在智慧医疗信息系统生命周期模型中，将智慧医疗信息系统的整个生命周期抽象成规划组织、开发采购、实施交付、运行维护、变更和反馈及废弃6个阶段，以及在运行维护阶段变更产生的反馈，形成智慧医疗信息系统生命周期完整的闭环结构。在智慧医疗信息系统生命周期中的任何时间点上，都需要综合智慧医疗信息系统安全保障的技术、管理、工程和人员保障要素对智慧医疗信息系统进行安全保障。

1. 规划组织阶段　由于第三方电子支付的使命要求和业务要求，产生了智慧医疗信息系统安全保障建设和使用的需求。在此阶段，智慧医疗信息系统的风险及策略应加入到智慧医疗信息系统建设和使用决策中，从智慧医疗信息系统建设的开始就应该综合考虑系统的安全保障要求，使智慧医疗信息系统的建设和智慧医疗信息系统安全保障的建设同步规划、同步实施。

2. 开发采购阶段　此阶段是规划组织阶段的细化、深入和具体体现。在此阶段中，进行系统需求分析、考虑系统运行的需求、进行系统体系的设计及相关的预算申请和项目准备等管理活动。在此阶段，应克服传统的基于具体技术或产品的片面性，要基于系统需求和风险、策略将智慧医疗信息系统安全保障作为一个整体，进行系统体系的设计和建设，以建立智慧医疗信息系统安全保障整体规划和全局视野。第三方电子支付可根据具体要求，对系统整体的技术、管理安全保障规划或设计进行评估，以保证对智慧医疗信息系统的整体规划满足第三方电子支付企业的建设要求和相关国家、行业和第三方电子支付的其他要求。

3. 实施交付阶段　在此阶段，第三方电子支付可通过对承建方进行安全服务资格要求和信息安全专业人员资格要求以确保施工组织的服务能力；第三方电子支付还可通过智慧医疗信息系统安全保障的工程保障对实施施工过程进行监理和评估，最终确保所交付系统的安全性。

4. 运行维护阶段　智慧医疗信息系统进入运行维护阶段后，对智慧医疗信息系统的管理、运行维护和使用人员的能力等方面进行综合保障，是智慧医疗信息系统得以安全正常运行的根本保证。

5. 变更和反馈　智慧医疗信息系统投入运行后并不是一成不变的，它随着业务和需求的变更、外界环境的变更产生新的要求或增强原有的要求，重新进入智慧医疗信息系统的规划阶段。

6. 废弃阶段　当智慧医疗信息系统的发展速度减慢，系统结构松动、错位、紊乱及系统功能减退或消失，其保障不能满足现有要求时，智慧医疗信息系统进入老化废弃阶段。

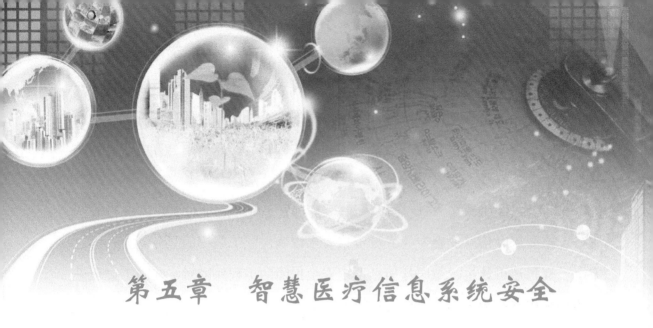

第五章　智慧医疗信息系统安全

第一节　物理安全

基于信息和通信技术（information and communications technology，ICT）的发展，医疗过程得到了更高水平的改进，安全性得以大幅提升，人为错误得以减少，人们从健康信息的传播、交互中受益。依托于物理载体，整个信息系统能够监控和处理数据，甚至无监督作出自主决策。健康系统物理安全是整个系统安全最重要的因素之一，也是其他系统安全维护的基础，因为它与数据安全、用户安全、应用安全及管理安全密切相关。物理环境包括设备、环境和系统三大方面，系统物理安全的维护主要是对计算机、交换器等物理性质硬件设施的保护。健康信息中心的机房安全直接影响着整个健康信息系统的正常运行，可见采取有关技术手段尤为重要。

物理安全作为最基础的安全防护，它在技术实现方面最简单，然而所导致的安全事件后果最严重，这层防护也最容易被忽视。基于网络安全等级保护技术2.0版本《信息安全技术网络安全等级保护基本要求》等技术标准，智慧医疗信息系统需要注意以下几部分：

1. 机房与设施安全　物理选择位置应防震、防风、防雨。重要机房场地多建于中高段楼层，而非顶层或者地下室，并且所处位置一般离用水设备较远，防止水通过墙壁渗透导致机房潮湿。此外，对网络设备室、不间断电源室、安全防范室均有设防标准。

2. 物理访问控制 是对已认证实体进行权限的授予，规定访问人员可访问的设备、访问地点和时间范围，包括配备门禁系统、对来访人员访问进行限制；机房的设备按照重要程度应分为不同等级不同区域，对于机房设备进行区域划分。

3. 设备安全 机房设备在采购过程中，应选择标准合格设备，以便后续达到服务质量要求。另外，相关操作人员在日常工作中应时刻注意设备使用情况，如设备运行状况、设备散热情况，避免因突发状况如突然停机影响整个系统运作流程。

4. 环境安全 主要包括以下内容：防盗窃和防破坏、防雷击、防火、防水和防潮、温湿度控制。

5. 电磁电力安全 主要内容有：防静电、电力供应安全、电磁防护。

《中华人民共和国网络安全法》自2017年6月1日开始施行，根据该法的第二十一条、第三十一条、第三十三条规定，国家实行网络安全等级保护制度，对重要行业和领域实行重点保护，保障网络系统免受干扰、破坏或者未经授权的访问，同时保障安全技术措施同步规划、同步建设、同步使用。在整个健康信息系统运行的过程中，系统的物理安全是首要条件。无论在机房建设还是在安全防护方面，应充分考虑到系统设计的合理性：机房运行环境、建筑结构与温湿度控制、线路干扰、电磁干扰、电源保护、报警装置等均应纳入考虑。

第二节 数据安全

数据传输在健康相关的信息系统中按照实际应用可以分为两个部分。一是数据在网络中的传输；二是数据在系统内部的流通。因此，系统建设时要注意来自网络黑客及计算机病毒等利用通信协议中的安全隐患，对系统端的信息数据进行远程操控、盗窃，从而导致信息数据的泄露或者破坏。而对于数据流通的信道部分，则同样会存在信道窃听及信道不稳定导致数据失真甚至误导信息管理人员等问题。

其中，数据存储安全是非常重要的一部分。如果信息系统存在数据存储隐患，就可能会引起系统宕机，给相应机构及巨大用户群体造成难以挽回的损失。健康信息系统针对的数据本身具有数据量大、数据类型复杂及对并发性处理要求较高的特点，因此使用文件存储已经不太适宜了，健康信息系统目前广泛使用的数据存储主要是数据库和云存储。隐私泄露对于健康信息系统十分致命，健康数据包含了大量用户的身份和健康相关信息，如果这些数据在存储、传输和处理过程中没有得到适当的管理或保护，那么用户的隐私可能会受到损害。此外，黑客还可能通过分析用户的个人信息和习惯来预测用户的行为。因此，对隐私披露的威胁更为严重，简单地说，一旦用户的个人和私人信息被侵犯，用户就会陷入严重的危险之中。数据存储在云中，其实就是把数据放在多台虚拟服务器上，那么一旦服务器宕机，系统中毒就有可能导致数据丢失或者因传输中断而损坏，从而造成不可逆的后果。

一、数据使用安全

从数据使用安全层面来说，数据流在信息系统中流通时不同系统层接触到的数据格式并不相同，数据在不同系统层的传递会涉及不同程度敏感信息。例如数据层人员具有较大权限对数据进行篡改、窃取及泄露。另外，在使用健康信息系统终端时，终端人员并非系统管理人员的情景更为普遍，那么非管理人员或者系统建设人员关于信息系统的保护更是要着重强调，如操作过程中的敏感操作及日常网络的敏感链接等问题。

二、数据监控功能

随着计算机及网络技术的更新，网络安全对于数据安全的重要性也日益凸显，那么信息系统建设必定会设置监控功能，对于健康信息系统的监控设计也必定体现在数据流动的各个关卡。在健康信息系统运行的日常，会接触到来自机构的大量数据，这些数据借由网络手段进行传输，在信息系统终端呈现结构化。常见健康类信息系统监控功能设置主要体现在：①对终端桌面的监控；②分布式系统控制中心；③网络自动监控；④系统自动监控；⑤数据库自动监控。

对终端桌面的监控，主要进行的是当涉及信息系统运作时信息系统可对所有终端访问信息系统接口进行自动扫描和收集终端中软、硬件配置信息及相应访问操作，并进行权限控制；分布式系统控制中心的设置主要是处理来自网络设备、各个系统及关系数据库和应用的日常信息，使得整个系统的运行状况得以掌控；网络自动监控功能针对的则是拓扑管理、性能管理、故障报警及网络安全等层面的监控；系统自动监控则是为了确保相应信息系统的高效运行，对系统内部及终端的关键性应用程序访问的自动化，在监视关键资源时可以快速进行故障排查及修正等操作；数据库自动监控也是为了能够较高效率地进行数据库操作、管理而设计的自动化数据库事件监控。

三、数据安全措施

现今，数据的价值不言而喻，引得各方"争抢"，因此在健康信息系统的建设中数据安全能否得到有效保障也是评判系统优劣的一个关键性指标。主要从网络层面和系统层面来介绍。

网络层面主要有防火墙技术、云技术安全、虚拟专用网络（virtual private network，VPN）和数据加密常用技术。

系统层面主要有数据库安全和系统的安全漏洞。

第三节　用户安全

作为互联网大数据时代计算机信息技术与医疗健康结合的产物，健康信息系统的设计发展还处在不断完善的过程中，随着用户对健康信息系统使用要求的提高，用户在使用现有健康信息系统的过程中或多或少存在一些使用局限性和安全问题。下面将从用户身份认证、访问控制、通信安全、支付安全及监管措施等方面具体展开用户安全问题讨论，并提出用户安全建议措施。

一、用户身份认证

真实生活中的人们可以通过身份证等进行身份认证，为了使人们在使用健康信息系统时具有一定的安全性和有序性，用户身份认证成为用户在使用健康信息系统的过程中不可或缺的一个环节。用户身份认证是保护用户安全的第一道防线，其本质是一个用户证明自己是用户本人而不是他人的过程。传统的用户认证方式为用户名+密码或口令，该种方式因难以记忆、容易泄露及管理困难等各种原因在互联网时代正逐步趋向于被其他方式替代，目前我国健康信息系统用户身份认证的方式主要包括以下3类：

（1）知识型身份认证：常见的类型有密码或口令，除此之外，部分健康信息系统可能允许用户在注册账号时设置一些问题用于进行身份认证，如你的名字、你的生日日期等。

（2）所有权身份认证：如身份证号、USB key等归用户所有并能证明用户身份的物件。

（3）生物特征身份认证：如与智能手机相结合的基于生物特征的人脸识别、手势识别、指纹识别、声音识别等身份认证方式。

二、访问控制

1. 访问控制要素　访问控制与用户身份认证相关联，二者共同作为用户在使用健康信息系统时进行安全保障的第一道关口，也为后续用户安全工作奠定了基础。访问控制即对未授权的用户访问健康信息系统进行防范，保证系统在相对安全的范围内被使用。访问控制包括以下3个要素：

（1）主体：指访问请求的发起者。主体可以是用户，也可以是用户启动的进程、服务和设备等。

（2）客体：指被访问的实体。所有能被操作的对象都有可能成为客体。

（3）控制策略：指主体对客体的访问规则集合，访问策略本质上是一种授权行为。

2. 访问控制分类

（1）从层次上划分，访问控制可以分为2个层次。

1）物理访问控制：指从物理的角度对访问进行控制，如拥有一定权限能够被系统识别身份的用户，符合标准的设备、硬件和软件设施，物理空间环境安全等方面的控制。

2）逻辑访问控制：通过对健康信息系统使用过程中的数据、信息、网络和权限等方面进行控制来实现。

（2）从模式上划分，访问控制可以分为4种模式。

1）自主访问控制（discretionary access control，DAC）：是指用户可自行决定是否将客体访问权授予其他主体，或将访问权从其他主体处收回。在该种访问控制模式下，用户可以按照自己的意愿与想法有针对性地进行执行操作。

2）强制访问控制（mandatory access control，MAC）：是指对所有用户主体所控制的客体进行强制访问控制，其目的是限制用户主体的操作能力。在这种模式下，用户主体和客体分别有一组安全属性，通过检查用户主体的安全属性并判断其是否可以对客体进行访问。同时，用户和信息系统文件都具有其安全级别，用户本身不能决定主体或客体的安全级别而是由系统管理员确定。健康信息系统通过比较用户和访问文件的安全级别，来决定用户是否可以访问该文件。并且，在MAC模式下，用户不能通过系统进程共享文件，这在一定程度上保护了数据安全。

3）基于角色的访问控制（role-based access control，RBAC）：是指系统使用权限并不直接授予系统用户，而是通过在用户集合和权限集合之间建立一个角色集合来对用户进行访问控制。在这里角色指的是用户进行一项操作必须访问的资源和相应操作权限的集合，其本质上反映了用户与权限之间的关系。每一种角色都对应一组相应的权限，当系统用户匹配到角色后即拥有该角色的所有操作权限。

4）基于属性的访问控制（attribute-based access control，ABAC）：是指以主体、客体及环境的属性为基础进行访问控制。在这种模式下，系统通过属性来标记用户和资源，因此ABAC具有一定的灵活性和可扩展性，为分布式访问控制提供了可能。

三、通信安全

目前健康信息系统已经从以前相对单一的浏览、查询功能扩展到能够实时与他人进行通信，同时也可以通过邮箱关联等与他人进行沟通。信息系统通信建立在网络通信的基础上，其功能的完善与否关系到用户安全。健康信息系统的通信安全关系到用户能否正常使用信息系统，在使用过程中，用户通信安全主要涉及以下几种情况：

1. 用户身份安全　一些不法分子可能会利用技术手段将自己伪装成健康信息系统的管理员，在与用户交流的过程中对用户发起身份验证，因用户对于信息系统管理员的信任程度一般较高，在进行身份验证之后用户的信息即被不法分子窃取，不法分子即可利用用户信息对系统进行访问或恶意攻击。

2. 通信线路干扰　若不法分子成功伪装成健康信息系统的管理员，当用户对系统提出通信请求操作时，伪装的系统管理员可以通过拒绝用户使其不能正常进行通信，从而对用户进行干扰。另外，不法分子可以对通信网络进行数据篡改、干扰或窃听，这些做法可导致用户传输信息的真实性和完整性被破坏，信息不能通过通信线路进行有效传播，同时窃听也会暴露用户隐私，对用户使用健康信息系统造成严重困扰。

3. 骚扰信息　健康信息系统中通常会设有用于接收消息的信息栏，不法分子可通过向用户拨打骚扰电话，发送骚扰信息、带有恶意代码或病毒的伪装成健康相关消息的链接以欺骗用户，识别能力较弱的用户在这种情况下其隐私及财务安全均会受到威胁。

4. 公共场所WiFi接入　手机的使用建立在通信网络的基础上，与以往的宽带连接方式不同，现如今无线网络（WiFi）的普及给人们的生活带来了便利，一般家庭会在自己的家中安装WiFi并设置一定的使用权限，私人家中的WiFi一般使用人员较为固定，相对公共WiFi来说更加安全。公共WiFi一般指的是在商场、饭店、游乐场等人员流动量较大的公共场所处设置的免费WiFi，用户在连接公共WiFi进行通信时的信息和行为都会留下痕迹，且公共WiFi因接入无太大限制通常会成为不法分子窃取他人通信记录的有力工具。

四、支付安全

第三方支付是互联网金融时代的衍生品之一，其通过与各大电商网络平台和银行进行签约，并与手机的APP和信息系统相结合使用。目前常见的第三方支付工具有支付宝、微信等。健康信息系统中的支付交易也建立在第三方支付的基础上，用户在使用支付的过程中不可避免地存在一些支付安全隐患，主要有以下几个方面：

1. 支付信息安全　第三方支付中涉及的个人信息主要包括身份信息、生物特征及消费记录等。通常情况下，用户在使用信息系统前需要进行注册，注册时需要填写的个人身份信息可能包括但不限于用户名、密码、用户真实姓名、性别、年龄、身份证号、用户所在地详细地址、邮箱、电话号码、银行卡号、存款余额等。另一方面，用户支付时也和用户身份认证时一样可以通过启用如上文中提到的人脸识别、手势识别、指纹识别、声音识别等方式替代密码支付。因为第三方支付系统与健康信息系统相关联，因此用户在注册信息系统和设置支付方式时的信息也会关联到第三方支付平台中。同时，支付企业可以通过cookies追踪用户使用第三方支付的痕迹及消费记录，从中可以发现用户的健康消费偏好和支付承担能力，这些信息若被不法分子窃取可能会对用户支付造成一定程度的安全风险。

2. 资金安全　健康信息系统一般是基于智能手机来进行使用的，由于移动支付不太受时间地点的限制，只要在连接互联网的情况下用户即可通过移动端进行快捷支付。目前比较普遍的方式是通过扫描二维码或获取动态口令、验证码进行支付。不法分子可以通过提供虚假二维码或通过技术手段盗取动态口令及验证码等方式来骗取用户资金。因移动端的防火墙与PC端相比安全防护能力较弱，这使得不法分子更容易通过智能手机进行犯罪行为。

现阶段已有的安全电子交易（secure electronic transaction，SET）协议是一种用于互联网上支付的安全电子支付协议。互联网的快速发展使得电子商务也随之发展起来，SET协议已成为电子商务交易中的一项关键标准。该协议通过密钥加密、数字签名和数字证书等先进技术，保障电子商务支付的安全性。安全电子商务中的核心环节即电子支付，安全的电子支付环节是电子商务安全运行的基石。电子商务的支付环节在互联网中完成，支付过程中一些潜在的敏感信息需要一定的机制来约束，该机制即电子支付协议。

五、监管措施

1. 风险分散　健康信息系统的数据体系庞大，单服务器的存储能力有限并且运行复杂，不利于系统管理员进行管理，通过建立多个服务器可以把数据分门别类地存储在不同的服务器上，在减轻单个服务器负载的同时将用户风险分散到了各个服务器上。除此之外，在用户身份认证、访问控制、通信和支付等用户使用系统时的各个环节采用用户名、密码、动态口令、邮箱确认等多种方式相结合的方法进行认证，增加了不法分子的破译难度。

2. 应急措施　为了应对不断变化的信息环境，健康信息系统相关技术人员应不断学习以提升对硬件和软件的维护能力，同时，针对不同的健康信息系统应该成立专门的应对用户安全突发情况的应急处理部门对用户安全进行维护。

3. 法律法规建设　为了打击危害用户安全的不法行为，相关部门应针对其行为制订实时监管措施并强化相关法律法规的建设，同时要倡导健康信息系统行业进行自律，从业人员应规范自己的言行，从内部和外部同时对不法行为进行治理。

4. 安全素养教育　在使用健康信息系统的过程中，用户安全除了从技术层面和开发者、维护者层面进行防范以外，用户个人在上述基础上更应该提高安全防范意识，其应了解系统运作的过程和不法分子危害用户安全的各种途径，因此，用户安全教育的开展迫在眉睫。

第四节　管理安全

一、人员安全管理

1. 医护人员　医疗事故的频发导致医疗成本走高，但医疗事故其实是可以加以控制、避免的。因此，安全管理问题成为必须关注的医疗问题，怎样减少医疗事故的发生率，加强医护人员对安全管理的重视，成为研究的热点。首先，在安全意识上，医护人员对安全的认知不足，特别是对差错的报告、沟通反馈、人员配置、惩罚机制认知不足。进一步研究发现，受年龄、经验、岗位的限制，医护人员的安全管理意识存在差距，面对发生的安全问题无法及时有效应对。医护人员对安全管理问题缺乏了解，还与缺少和其他岗位人员的沟通有关，这也导致了安全管理效率的低下。此外，还存在人员配置不够合理、安全管理工作不规范等问题。其次，医护人员自身也面临着安全风险。医护人员在医疗工作中，不可避免地与患者进行接触，病菌通过空气等介质传播，医护人员易被用于手术的医疗工具割伤。医疗环境中有各种电子辐射，再加上医护人员长期接触各种药物，也会在一定程度上受到损害。

2. 后勤人员　相对于医护人员，后勤人员也面临着安全管理上的问题。首先，在主观人为问题上，后勤人员年龄结构偏大，并且文化水平较低，加上医院对后勤人员的安全管理培训很少，因此后勤人员不能够意识到安全管理的重要性，缺乏安全防护知识。另外，后勤岗位流动性大，很难保持工作积极性，安全意识也难以提升。因此，意识层面的不足可能导致后勤人员引发安全风险，成为病菌的传染源。除此之外，医院的安全监管往往外包给公司，但公司管理人员并不了解医疗安全管理知识，容易忽略对安全细节的监督。其次，在客观风险问题上，通过对后勤人员安全风险的评估发现：如果后勤人员的安全工作不到位，或感染病菌，进而容易引发流行病；后勤部门也是医院的安全保障部门，如果缺乏安全问题应对能力，一旦发生火情，消防安全就无法保障；后勤人员的日常工作会接触到高危化学物质，无论是搬运还是使用，都会有物质泄漏的风险，进而损害后勤人员安全。

3. 保障人员　首先，需要在院内成立安全专项管理机构，负责医护人员安全问题的预防和处理工作，为医护人员提供基本的安全设备，组织员工定期体检，并建立员工健康档案。其次，需要加强对医护人员的安全知识培训，并根据医护人员的实际水平，制订详细计划，从而提升医护人员的安全防护技能。再次，应实施安全标准策略，医护人员应严格按照标准进行医疗工作，运用各种安全设备；医护人员应勤洗手，防止病菌传播；医护人员还需谨慎、熟练操作各种手术工具、设备，防止利器割伤。即使不慎被利器割伤，应该立即用流水清洗，然后消毒。最后，对于危险的化学制品，应按照存放规则储存，使用时也应做好防护，避免直接接触。

二、制度安全管理

为了营造安全的医疗环境，需要建立合理的管理制度。下面从3个方面介绍各个制度上的安全问题及如何进行制度安全管理。

1. 医疗信息安全管理制度　是对医疗机构的患者信息进行全过程保障的制度。在医疗信息的安全变得越来越重要的同时，问题也在日益凸显。首先，虽然信息安全的管理直接涉及患者的隐私和医院的机密，但是医院更重视提高医疗服务水平。信息安全管理短时收效不显著，医院往往会忽视对信息安全的管理。其次，医院没有将责任主体具体划分，只是把信息安全归为管理部门负责，其他岗位人员则对信息安全知识知之甚少。再次，信息安全管理制度尚不健全，缺少有效的监管和惩罚机制。最后，信息泄露的事件时有发生，促使医院必须设置信息安全应急预案，但由于资金、设备等不到位，医院难以形成有针对性的预案，因此当信息安全出现危机时无法有效配合。

需要从内部加强对医疗信息安全管理。医院要制订医疗信息安全管理的实施细则，让信息安全工作有章可循。不断完善各项设备或设施，并明确各部门的信息安全责任，通过明文规定使信息安全得到重视，并改善管理模式里信息剥离的状态，以此提高信息系统的风险抵御能力及制度管理标准；加强安全信息的内部控制，信息部门需要对信息进行实时监测，及时清除有害信息，维护信息设备正常运行。要加强对涉密信息的监管，并由专人管理，检查可能存在的隐患。

从外部加强对医疗信息安全管理也必不可少。从制度上看，应该逐步完善风险评估机制，预判并注重防范危险因素；医院可以对信息网络设备加强安全监管，为信息管理创造一个安全的环境；通过建立分级制度来实施应急预案，一旦出现任何安全问题，应及时汇报，并根据严重程度进行处理。另外，也需要根据不同部门的具体情况制订应急预案，并保证所有员工都熟悉各环节。

2. 医疗质量安全管理制度　医疗质量安全管理现存问题如下：大部分医院未形成有效的管理体系，没有一个实时对医疗质量安全进行评估的平台，也没有科学的管理方法和先进的质量管理理念。医疗质量安全的评价指标体系有待完善，还不能将各项指标明确分类和有效统一。根据《医疗质量管理办法》，虽然落实了第一责任人，但是许多医疗机构并未履行三级质控，这使得医务人员无法严格执行医疗质量安全管理制度，对医疗安全造成了危害。

在医疗质量安全方面，建立信息化监管平台，对医疗质量进行评估与反馈。调整组织架构，建立全员参与、服务覆盖范围广的管理与控制制度。重视患者安全目标管理和核心制度落实，积极开展医疗技术准入管理，有重点地加强对科室、人员的质量安全管理。例如，在手术方面，就要格外重视各个环节的安全管理，在技术规范和人员准入上建立门槛，严格执行手术期的安全管理。坚持合理的检查、用药和治疗，对药品和耗材加强监管。设立住院服务中心，合理规范使用床位，加强日间病房和日间手术的流动使用，重视高危病房和科室的监控。

3. 医院现金安全管理制度　现金是医院收入的重要构成部分，规范现金安全管理制度对于医院长久稳定发展具有重要意义。但医院的现金安全状况不容乐观，主要体现在以下几个方面。首先，收费窗口设置不合理。不同窗口距离较远，在管理人员有限的情况下很难进行同时监管，容易漏检。其次，医院全天候运营，而现金送存具有时滞性，因此大量现金会滞留于收费人员手中，现金安全得不到保障。再次，由于缺少收费管理制度，收费规范难以统一，现金容易被非法挪用。最后，由于现金收付量大，无法逐一对现金进行审查。

在现金安全管理方面，需要统一规划收费窗口，采用责任分级化管理，并把责任细分到窗口收费员，建立现金安全的内部监管；设立现金二次收缴制度，每天由专人定时收缴，再由出纳查点，以巩固内部控制；公示收费详情，设立举报奖励制度；实行岗位轮换制度，提高人员工作参与度；建立现金安全管理平台，使收费人员的工作流程公开透明，确保经济活动合法合规，提高资金使用效益，深化运行效率效益指标考核，优化医院运行状态，使医院运营管理变得精准、高效、有力。

三、信息安全法律法规

1. 法律法规

（1）根据《卫生监督中心信息安全管理制度（2011版）》，对信息安全有以下规定：

1）医疗卫生机构需要根据我国的信息安全等级制度来确定报告系统的信息安全。

2）医疗卫生机构需要维护信息系统用户的权限，对信息系统账户进行安全管理。

3）在使用信息系统的过程中不能对系统账号密码进行修改。

4）根据法律法规统一管理保密范围的卫生信息。

保障措施：①各级卫生部门需要对信息报告工作做好指导，并设立卫生信息报告运行及保障机制，将这种监督机制并入卫生信息化的全局规划，对资源加大投入整合力度。②各级监管机构需要设立专门部门负责管理信息报告，并配置好充足的人员和设备，提供良好的工作条件，加大资金投入。③各级监管机构需要对信息报告强化培训，建设一支趋于稳定的信息队伍，提升水平的同时还要保证质量。

（2）根据《卫生行业信息安全等级保护工作的指导意见》（2011版）的相关规定：

1）按照标准进行着重保护。根据我国信息安全等级制度，以及卫生行业特点，对重要的信息需求和信息系统进行保护。

2）强化行业指导，落实属地管理。地方各部门应根据我国信息安全等级制度展开管理工作，卫生单位需要确认信息安全职责。

3）同步开展完善信息建设。当诸多客观条件变化而需要安全需求随之改变时，必须重新制订信息安全保护等级，并提出相应对策。

（3）信息安全标准规范

1）《卫生系统电子认证服务管理办法（试行）》。

2）《卫生系统数字证书应用集成规范（试行）》。

3）《卫生系统数字证书格式规范（试行）》。

4）《卫生系统数字证书介质技术规范（试行）》。

5）《卫生系统数字证书服务管理平台接入规范（试行）》。

2. 法律监管机制构建　加强立法，确立信息安全法律责任。对于在网络环境下非法披露信息的行为，需要以法律法规的形式加以约束。结合医疗卫生领域目前的信息安全状况，应对违法、违规行为予以制止，并制订相应的惩罚措施，对违法行为人进行追责，从而对信息安全起到一个基本的保护作用。其中具体的惩罚措施，应该根据违法违规行为的严重程度，并加上信息遭到泄露后的损害情况，就民事、行政、刑事责任的各个方面，进行不同程度的认定。

加强对个人隐私信息的保护。个人隐私是最容易受到非法盗用的权利之一，应从立法上给予重点关注和保护，具体而言就是应给予用户最基本的信息知情权和控制权，即当用户在医疗卫生机构进行就诊后，个人有选择是否将个人信息保留在医疗卫生机构信息平台上的权利。此外，当有的医疗卫生机构想要使用患者的个人信息用于医学学术研究，需要经过患者同意。并且，即使在患者同意个人信息被使用后，也不能无限制、无限次地使用，而是要将使用的范围和程度如实告知患者，并对使用的信息采取保护措施。当然，也可以使用一些技术对信息加以保护。最后，需要通过知识产权加强对个人隐私信息的保护力度，如出具司法解释、建立商标注册、惩罚赔偿规定等。

监管主体需要一体多元发展。在对医疗信息进行保护时，应协调各个监管主体，形成综合治理的模式，并建立完整、全面的监督体系。对于医疗信息的管理平台，应该整合到统一的平台上。规范签订的合同内容，加上承诺条款对数据分析行为进行限定，要求行业作出不随意泄露个人信息的承诺。明确监管主体，并建立多层次、全方位的监管体系。应由政府带动、监管局监管，多个部门机构进行互相配合，联动执法以实现监管目标。

四、档案安全管理

档案管理是医疗卫生机构管理中的重要部分，档案管理是否规范、高效会影响各个部门的工作效率，同时，档案涉及的内容也很特殊和机密，因此档案管理也是在管理安全中必须重视的。

1. 档案安全管理现状　档案通常记录的是医院日常工作和临床实践结果，也是临床治疗工作进行的一个依据和医疗研究的参考。档案安全管理与医院的日常运营息息相关，主要体现在两个方面：一是医疗工作档案，包括医疗工作的基本情况；二是后勤资料档案，包括设备运行状况、清洁卫生等。当前的档案安全管理并没有受到有效重视，然而实际上，档案管理的诸多安全问题受到多方影响，包括网络安全、系统安全、人员责任意识等，制约了医院整体工作的顺利进行，并带来了许多隐患，因此需要改进目前的档案管理工作。

2. 档案安全管理措施　提高安全宣传和教育力度。首先，医院管理人员承担着安全责任，其是档案安全管理的核心，内部人员应充分重视档案安全，认识到档案安全管理不但可以帮助医院提高运营效率，并能为医院发展带来长远利益，因而管理人员应有动力持续关注并落实安全管理；其次，管理人员素质也是影响档案管理安全的重要主观因素，对于此，可以对员工的安全技能进行不定期的培训工作，并鼓励员工投入进来；再次，继续教育工作也必不可少，不论是理论还是实践，都可以在一定程度上，提升医院的整体档案管理能力；最后，应通过奖惩和定期考核来激励员工逐步提升对档案安全的重视程度。

3. 完善档案安全制度　以人员为中心，加强档案安全责任。医院档案管理部门需要加强与其他部门的联系与沟通，及时处理实时产生的各种资料和数据，并关注最新的政策信息，统筹规划档案信息，更新相关的数据，以此提高安全质量，方便后续工作的顺利展开。档案管理部门也需要重视后勤档案的安全管理，并根据后勤工作的各个环节，补充安全管理制度。

4. 强化当前的档案安全技术　从技术上提升是档案管理更加安全高效的重要途径。信息化的日益发展促进档案管理需要安全技术的支撑，才能减少安全问题的发生频次。档案管理人员需要联系实际情况，采用前沿的计算机技术，将医院的档案信息数据化、系统化，并加大资金的投入，树立长远发展的理念。

五、安全管理措施

通过数十年的探索和研究，大多数的医疗卫生机构运用信息化的方式，初步建立了安全管理体系，并使得安全管理更为精准，可以促使医疗服务提升质量，保证患者安全水平。但从长远看，仍有许多有待改进的方面。管理安全的总体改进措施可以归纳为以下几点：

1. 重视医疗安全管理　医疗安全管理是医院得以正常运转的基础，也是改善医疗服务的必要手段。医院需要重视医疗安全管理工作，树立医疗安全意识、培养防范风险的技能。对此，医院可以组织医疗安全的知识和技术培训，并实施培训考核。结合医院发展的实际情况，把医疗安全管理置于首位，按照各自岗位职责，组建安全管理小组，上级部门也需要不定期对安全小组的工作进行抽查监督。

2. 建立安全管理制度　为了落实安全管理工作，需要有一套详尽的安全管理制度，加大医护人员对医疗安全制度的执行力度，来降低医疗事故产生的概率。工作人员需严格把关医院的各项工作，对技术、产品、方案、流程进行风险评估，并制订对应的措施来减小风险系数，禁止没有安全保障的医疗技术。运用信息化的方式来实施安全管理制度，能让医院的经济活动留存于系统中，管理人员可以随时随地查看这些信息，在各个岗位间形成牵制作用，能够有效避免财务被侵占。另外，加强内部控制，把握对各种风险的控制，并将这种控制融入业务流程，使内控成为硬性控制。具体而言，可以全面梳理现有的安全管理制度，将管理制度以业务流程的方式加以体现，并明确每个环节中的负责人，把业务流程固定于信息系统，使之对业务流程起到约束作用。

六、安全治理

1. 理论框架　安全治理不单是制度，更是价值共识。它是通过政府和各个社会主体合作，从而建立卫生领域风险防控的安全共识。安全治理有五个维度，分别是治理的主体、方法、要素、对象和阶段（图5-1）。这五个维度既发挥着不同的作用，又能相互联系。对于安全风险，各个主体需要有完善的制度、完备的机制和政策保障，才能发挥出各自的作用。政府也需要将卫生安全动态及时向公众发布，不但能保证公众的知情权，还能拓展公众了解卫生安全的渠道，使全民参与到安全治理中来。同时，非政府组织也要运用好技术优势，为政府提供咨询服务。

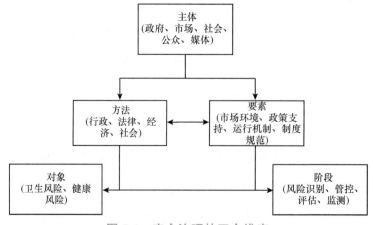

图 5-1　安全治理的五个维度

2. 医生行为安全治理　药品使用是否恰当，取决于医生的判断。相对于患者，医生具有这种信息优势，可以决定给患者开具何种程度的药品。开药的医生应该根据产品不同的药效，并考虑药品对患者的适用程度。医生需要衡量开药产生的收益与潜在风险，医生最终的决策应该是在充足的信息基础上，保证患者充分了解药品的特性。这是因为对非处方药来说，制药公司需要将药品的风险详情写在说明书上，让患者充分了解药品的副作用，但处方药在销售时，制药公司只用给开药医生说明情况，此时的医生扮演着中间人的角色。因为这种信息不对称，所以存在患者不能详尽了解药品风险的问题，患者对药品的知悉程度完全取决于医生，极易引发过度收费、过度医疗。相对于监管机构和患者，医生具备很大的信息优势，再加上信息主体还涉及生产商、医疗机构，而这些信息主体都有各自的利益需求和利益冲突。

对于以上问题，患者可以向不同医生专家寻求建议，通过医生间的竞争来减少信息的不对称。不像购买普通商品，患者购买药品会产生更高的风险，这种风险会促使患者具有获取风险知识的意愿。如果隐瞒药品风险需要承担相应的责任，如信誉受损、处罚和罚金，就能约束这种行为，因此要加强行业规范、加大监管力度。另外，患者的知识水平也是一个重要因素，如果患者能对治疗方案有初步的判断，那么也会减少相应的风险。

3. 药品安全治理　目前我国的药品产业基础还不稳固，产业结构散乱繁多，导致产品处于低水平，影响了药品整体的安全水平。药品监管也存在基础薄弱、人员短缺、设备老化等问题，监管资源与能力的欠缺使事前审批取代了监管，导致产业基础无法得到优化，监管效率无法提升。由于药品安全并未得到全社会的共识和重视，药品的价格、供应、监管的互联体系尚未形成，存在用药服务不到位、用药不合理等问题。同时，售卖假冒伪劣药品的违法现象丛生，社会不良环境严重影响了药品安全。

只有把药品安全与政策结合，才能使监管与市场兼容，完成现代化安全治理。首先，要明确药品安全的重要性。健康是人类发展的基本条件，药品对于健康而言则是物质基础，需要重视药品安全；其次，要把药品监管归为公共安全服务。药品安全具有公共性，需要真正落实责任主体，把药品安全作为公共服务提供给全民。由于各地区的发展水平不一，公共服务需要建立基准，科学配置资源、巩固安全基础设施、划分监管区域；最后，要促进医药产业改革。药品政策具有时滞性，按照数量、安全、质量的顺序进行制订，而目前我国的医药产业正处于数量向安全转变的阶段，需要守住药品安全的防线，并将药品质量作为中心目标，进一步提升药品质量。

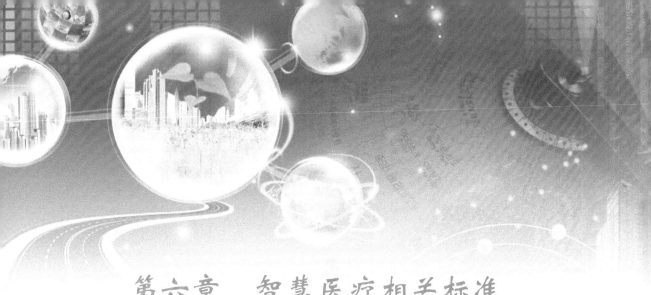

第六章 智慧医疗相关标准

第一节 标准的重要性

当前，世界已进入信息时代，信息技术的发展不仅提高了人们的工作和生活效率，也改变了人们的生产和生活方式。在医疗卫生服务过程中，大家迫切希望通过建立适用共享的卫生信息系统，使医疗服务人员在任何时间、任何地点都能及时获取必要的信息，以支持高质量的医疗服务；使公共卫生工作者能全面掌握人群健康信息，做好疾病预防、控制和健康促进工作；使居民能掌握和获取自己完整的健康资料，参与健康管理，享受持续、跨地区、跨机构的医疗卫生服务；使卫生管理者能动态掌握卫生服务资源和利用信息，实现科学管理和决策，从而达到有效地控制医疗费用不合理增长、减少医疗差错、提高医疗与服务质量的目的。为实现这一目标，需要建立以居民健康档案、电子病历为核心的卫生信息共享平台作为支撑。通过卫生信息平台，将分散在不同机构的以人为核心的健康数据整合为一个逻辑完整的信息整体，满足与其相关的各种机构和人员需要。这是一种全新的卫生信息化建设模式。为了卫生信息能在不同机构、不同系统之间互通，世界各主要国家都投入了大量财力、物力，开展本国或本区域的卫生信息化建设，并已将这种模式作为卫生信息化发展的重要战略方向。

随着我国经济的快速发展和人民生活水平的不断提高，人民群众对医疗卫生服务提出了更高要求，同时随着我国医疗体制改革的不断推进和深入，基于电子健康档案的区域卫生信息平台、基于电子病历的医院信息平台的产品研发及系统建设越来越广泛。卫生信息标准的重要性已上升到一个空前的高度。其研究制订和推广应用将为医疗卫生机构互联互通、信息共享提供重要支撑，从而给居民健康服务、医疗卫生服务机构、医疗卫生软件厂商及政府与卫生行政部门等各方面带来了显著效益。

第二节　信息标准化的定义、特点与分类

一、卫生信息标准化的定义

（一）卫生信息标准的定义

2014年，颁布的国家标准《标准化工作指南 第1部分：标准化和相关活动的通用词汇》（GB/T 20000.1—2014）中对标准有严格的定义："为在一定的范围内获得最佳秩序，经协商一致制订并经一个公认机构的批准，共同使用和重复使用的一种规范性文件。"标准的特征：①标准的目标是在一定的范围内获得最佳秩序；②本质是一种文件；③策略方法：a.协商一致，b.由公认机构批准，c.制订共同使用和重复使用的文件。标准的本质特征或作用和社会功能是标准的统一性和法规性。

标准的内容涉及社会生产生活的方方面面。卫生标准是标准的重要组成部分，是指为实施国家卫生法律法规和有关卫生政策，保护人体健康，在预防医学和临床医学研究与实践的基础上，对涉及人体健康和医疗卫生服务事项制订的各类技术规定。其是国家的一项重要的技术法规，是进行预防性和经常性卫生监督的重要依据。

卫生标准按实施性质可分为强制性标准和推荐性标准。保障人体健康、安全的标准和法律、行政法规规定强制执行的标准是强制性标准。其他标准是推荐性标准。我国现行的标准分类方法是按照适用领域进行分类的。卫生标准又可分为环境、食品、卫生信息等20类；按照标准化对象的特征，标准又可以

分为术语标准、图形符号标准、产品及其包装标准、职业安全卫生标准、食品标准、信息分类编码标准、抽样检验标准及化学分析方法标准等。一般意义上的卫生标准是从"生产"的角度来定义的，而卫生信息标准是从"流通"的角度来定义的，二者概念上互相交叉，内容上互相包含，主要区别：前者是"产品"标准，后者是"数据"标准，前者包括后者。可见，卫生标准的称谓是从标准的适用领域来定义的，而卫生信息标准是针对标准化的对象而言的。

我们给卫生信息标准下个定义，它是指在医学事务处理过程中，对其信息采集、传输、交换和利用时所采用的统一的规则、概念、名词、术语、代码和技术。狭义的卫生信息标准即卫生信息表达的标准，如卫生信息概念、名词、术语、代码等的标准。广义的卫生信息标准包括处理卫生信息的各种标准，如卫生信息表达标准、卫生信息交换标准、卫生信息硬件与软件标准。这里软件的标准大致包括软件产品的标准、生产和管理软件工程的标准、软件开发环境的标准。卫生信息硬件标准与一般信息硬件相同，是医疗卫生信息系统建设的基础保障。

（二）卫生信息标准化的定义

1991年，国际标准化组织第2号工作指南规定："标准化是对实际与潜在问题作出统一规定，供共同和重复使用，以在预定的领域内获取最佳秩序的效益的活动。"

2014年，颁布的国家标准《标准化工作指南 第1部分：标准化和相关活动的通用词汇》（GB/T 20000.1—2014）中对标准化进行严格的定义。标准化是指为了在一定范围内获得最佳秩序，对现实问题或潜在问题制订共同使用和重复使用的条款的活动。要明确的是，标准是标准化活动的产物。标准化对客体（对象）干预的手段是标准。标准化的目的和作用，都是通过标准的制定、发布、实施和监督，才能得到体现。在整个标准化活动过程中，贯彻实施标准是一个重要环节，因为只有当标准在社会实践中实施以后，标准化的效果才能表现出来。信息标准化是研究、制定和推广应用统一的信息分类分级、记录格式及其转换、编码等技术标准的过程，以实现不同层次、不同部门信息系统间的信息共享和系统兼容。

无疑，信息标准化具有标准化的四个基本特征：

1）标准化是一项制定条款的活动：包括编制、发布和实施标准的过程，这个过程是一个不断循环、螺旋式上升的运动过程。每完成一个循环，标准的水平就提高一步。标准是标准化活动过程的核心要素。标准化的主要作用在于为了其预期目的改进产品、过程或服务的适用性，促进技术合作。

2）条款的特点是共同使用和重复使用。

3）条款的内容是现实问题或潜在问题。

标准化对象不是孤立的一件事、一个事物，而是共同的、可重复的事物。标准化的对象可以概括为"物""事""人"三方面，由于这些"物""事""人"的多次重复活动，产生了统一标准的客观需要和要求，从而分别形成了技术标准、管理标准和工作标准。

4）制定条款的目的是在一定范围内获得最佳秩序。

标准化的目的是"获得最佳秩序和社会效益"。最佳秩序是指通过实施标准，使标准化对象的有序化程度提高，发挥出最好的功能。为达到这一目的应具备以下的基本条件：

一是，要有全局观念，要从整个国家和整个社会的利益来衡量，而不是从一个部门、一个地区、一个单位的利益来考虑。尤其是环境保护和安全卫生标准化，要从国计民生的长远利益来考虑。

二是，在制定标准时，要确定较高的奋斗目标，如果目标定得太低，就失去积极意义。而最佳的社会效益，是要通过标准系统发挥出整体的最好的系统效应，才能产生最佳的效果。

二、卫生信息标准化的特点

显然，作为标准重要组成部分的卫生信息标准具备标准的基本特征。

（1）标准对象的特定性：制定标准的对象是"重复性的事物和概念"。

重复性事物是指同一事物或概念反复多次出现和应用的性质。对"事"制定的标准，一般属于管理标准、工作标准和方法标准；对"物"制定的标准，一般属于技术标准；对"概念"制定的标准，一般属于名词、术语、代号、符号等标准。只有对具有重复性的事物和概念，才有必要制定标准。显然，卫生信息标准的对象涵盖卫生信息内容、信息技术、信息设备等方面。

（2）标准制定依据的科学性：标准的基础是"科学、技术和实践经验的综合成果"。这表明了标准的科学性、先进性和可行性。因此，每制定一项标准，必须认真地做好以下两方面的基础工作：一方面是将科学研究的成就、技术进步的新成果同实践积累的先进经验相互结合，纳入标准中，奠定标准的科学性和先进性的基础；另一方面，标准中所反映的不是局部的、片面的经验，而是要经过认真研究、全面分析、充分协商，最后要从全局出发作出规定，从而使标准具备普遍性的品格。

通过广泛调研，充分了解需求和实际发展状况，据此制定相关标准，实现标准内容的科学性、合理性。这对卫生信息标准的制定尤为重要，是体现标准生命力的重要基础，关系到标准能否真正推广应用。

（3）标准的本质特征是统一性：如何解决其重复应用的问题，最佳的解决方式是标准形式。因为标准的本质是对"重复性事物和概念所做的统一规定"，即通过标准化的简化、优化、协调等方式，将科技成果和实践经验综合成统一的标准。通过统一的标准，使各有关方面的工作有了各自共同的依据和目标，同时，所产生出的具有经济效益和社会效益的成果也有了公认的衡量准则。卫生信息标准的统一性特征是信息共享、互联互通的必然要求。

（4）标准应用的时效性：我们制定的标准是根据过去和当前的实际，按照标准制定的流程，开展标准研制工作。显然随着时间的推移，情况在不断发生着变化，可能有一个3年或5年的稳定期。但过了这个时间段，很明显标准和实际不相匹配，这时候就要组织人员进行标准的修订工作。当前，信息技术突飞猛进，卫生信息标准的时效性备受关注，信息标准的及时修订显得尤为重要。

（5）标准执行的法规特性：标准产生的程序、标准的形式、标准的作用、标准的法律保证都有相关的规定。标准的编写、印刷、书面格式和编号方法都有严格的规定，这样既可以保证标准的编写质量，又便于标准资料的管理，同时也体现出标准文件的严肃性。标准必须"由主管机构批准，以特定形式发布"。标准从它的制定到批准发布的一整套工作程序和审批制度，是标准内涵科学规律的体现，也是标准本身所具有的法规特性的表现。

三、卫生信息标准的分类和分级

（一）卫生信息标准分类

卫生信息标准的种类繁多。基于不同目的，可从不同角度、以不同方法对其进行分类，如按标准化的对象分类、按标准的约束性分类等。这里我们介绍按标准的约束性分类，将标准分为强制性标准和推荐性标准两类。

1. 强制性标准　是指在一定范围内通过法律、行政法规等强制性手段加以实施的标准。当事人（主要是企业）没有选择、考虑的余地，只能不折不扣地按标准规定的内容执行，不得违反。

2. 推荐性标准　是指在生产、交换、使用等领域，通过经济手段、市场调节而由当事人自愿采用的一类标准。这类标准，任何单位有权决定是否采用。在未曾接受或采用之前，违反这类标准，不必承担经济或法律方面的责任。但一经接受并采用，或有关各方商定同意纳入商品、经济合同之中，就成为共同遵守的技术依据，具有法律约束性，彼此必须严格贯彻执行。推荐性标准又称自愿性标准，或非强制性标准。推荐性标准鼓励当事人自愿采用。

（二）卫生信息标准分级

根据《中华人民共和国标准化法》（1988年12月29日公布，以下简称标准化法）的规定，我国标准分为四级标准，即国家标准、行业标准、地方标准和企业标准。显然，这一划分方法也适用于信息标准。事实上，这也是按照标准的适用范围对标准的一种划分方法。

（1）国家标准：是指对全国技术经济发展有重大意义而必须在全国范围内统一的标准。标准化法规定，"对需要在全国范围内统一的技术要求，应当制定国家标准"。国家标准由国务院标准化行政主管部门制定发布，以保证国家标准的科学性、权威性、统一性。国家标准在全国范围内适用，其他各级别标准不得与国家标准相抵触。

国家标准一般为基础性、通用性较强的标准，是我国标准体系的主体。国家标准一经批准发布实施，与国家标准相重复的行业标准、地方标准应立即废止。

（2）行业标准：是指在全国性的各个行业范围内统一的标准。标准化法规定，"对没有国家标准而又需要在全国某个行业范围内统一的技术要求，可以制定行业标准。行业标准由国务院有关行政主管部门制定，并报国务院标准化行政主管部门备案，在公布国家标准之后，该项行业标准即行废止"。如卫生行业标准（代号为WS）由国家卫健委制定。行业标准在全国某个行业范围内适用。

根据《国民经济行业分类》（GB/T 4754—2011），将行业定义为："从事相同性质的经济活动的所有单位的集合。"行业标准专业性较强，是国家标准的补充。随着市场经济的发展，行业管理必将加强，行业标准也将会有所发展。

（3）地方标准：是指在某个省、自治区、直辖市范围内需要统一的标准。标准化法规定，"没有国家标准和行业标准而又需要在省、自治区、直辖市范围内统一的工业产品的安全卫生要求，可以制定地方标准。地方标准由省、自治区、直辖市标准化行政主管部门制定，并报国务院标准化行政主管部门和国务院有关行政主管部门备案。在公布国家标准或者行业标准之后，该项地方标准即行废止"。地方标准由省、自治区、直辖市标准化行政主管部门制定，在地方辖区范围内适用。

（4）企业标准：没有国家标准、行业标准和地方标准的产品，企业应当制定相应的企业标准。企业标准是指由企业制定的产品标准和为企业内需要协调统一的技术要求和管理、工作要求所制定的标准。标准化法规定："企业生产的产品没有国家标准和行业标准的，应当制定企业标准，作为组织生产的依据，企业的产品标准须报当地政府标准化行政主管部门和有关行政主管部门备案，已有国家标准或行业标准的，国家鼓励企业制定严于国家标准或行业标准的企业标准，在企业内部适用。"企业标准在该企业内部适用。

（三）卫生信息标准体系

根据GB/T 13016和GB/T 13017，标准体系是一定范围内的标准按其内在联系形成的科学的有机整体，由标准体系框架和标准体系表组成，主要有层次结构和线性结构两种形式。标准体系特征包括集合性、目标性、可分解性、相关性、整体性、环境适应性。

标准体系是一定范围内的标准按其内在联系形成的科学有机整体。国家、行业标准都存在着客观的内在联系，相互制约、相互补充，构成一个有机整体。标准体系具有目的性和协调性，即一个标准体系围绕某一特定的标准化目的，标准之间在相关的质的规定性方面互相一致、互相衔接、互为条件、协调发展。

从卫生信息标准和标准化的定义可见，卫生信息标准大致涉及以下三类。

1. 信息表达标准 信息标准化的基础，包括命名、分类编码等，如SNOMED、ICD。

2. 信息交换标准 解决信息传输与共享问题，往往比信息的表达要复杂。交换标准更注重信息的格式，其语义和内容依赖于表达标准，如HL7、XML、DICOM等。随着区域医疗的开展，卫生信息交换标准变得越来越重要。

3. 信息处理与流程标准 指信息技术方面的标准，用来规范信息处理流程，与具体的领域业务规范相关联，对信息系统的开发与推广具有十分重要的意义。

基于不同的分类概念和应用目的，可对卫生信息标准提出不同的分类方案，从而形成不同的标准体系。2001年，ISO/TC 215发布了技术报告：卫生信息架构（health information architecture framework，HIAF）。该架构旨在通过建立一个分类指导，促进卫生信息标准之间的协调、沟通和兼容（内容及基本结构见图6-1）。HIAF的结构为二维分类矩阵，从不同的角度对卫生信息标准工件（artifact，指卫生信息管理的任何模型、文档或工作成果）进行鉴别和分类。框架的三行表示特异度水平，从抽象到具体，分别是概念层、逻辑层和物理层，说明卫生信息标准工件定义的详细程度；六列表示不同的视角，分别是内容、方法、地点、人员、目的、时间。两个维度的交叉点构成一个框架单元。一个工件可以定位于一个或多个框架单元格中。该框架是描述卫生信息标准工件的通用框架，为不同领域的卫生信息标准的描述和分类归档提供了一个统一的方法，以最大限度地发现、鉴别和复用国内外现有的各类卫生信息标准，促进卫生信息标准制定过程的相互协调，避免各种标准规范的重叠和重复。

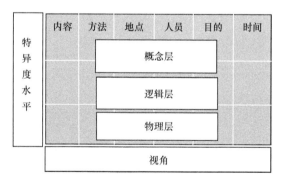

图 6-1　卫生信息标准的描述与归档框架的分类矩阵

第三节　国际主要的卫生信息标准化组织

统一标准是信息化建设的一项重要的基础性工作。当前，有大量的国际机构在制定和统一行业标准。各国政府、行业都有相应的机构和组织正在引导、推动、制定本国的或本行业的标准。英国、美国、加拿大、澳大利亚等国家都在卫生服务信息化的进程中投入了大量的人力、物力开展信息标准化工作。学术机构、企业、国际组织等标准研发组织（Standard Development Organization，SDO）已经研究制定了大量卫生信息标准，有些已经被广泛认可和采用。例如，世界卫生组织（World Health Organization，WHO）制定的用于疾病和死因统计分类的ICD（ICD-9、ICD-10）在全世界得到了广泛应用；用于临床治疗和操作分类的ICD-9-CM和CPT4标准编码、电子病历中采用的医学观察项目的逻辑命名与编码标准LOINC等都被广泛采用；还有美国HL7卫生信息交换标准、DICOM医院影像系统和检查设备接口标准、医疗企业集成的系列集成标准等。各种机构的标准化工作，提高了信息的标准化水平，从而为信息共享中更高水平的互操作创造了条件。

一、国际标准化组织/技术委员会215

国际标准化组织（International Organization for Standardization，ISO）是一个全球性的非政府组织，是国际标准化领域中一个十分重要的组织。ISO的任务是促进全球范围内的标准化及其有关活动，以利于国际产品与服务的交流，以及在知识、科学、技术和经济活动中发展国际的相互合作。它显示了强大的生命力，吸引了越来越多的国家参与其活动。

ISO下设225个技术委员会（technical committee，TC），ISO/TC215是负责卫生信息领域标准（health informatics，HI）的技术委员会。它的职能范围是卫生信息领域的标准化、卫生信息和通信技术，其目标是达到在不同的系统中实现兼容性及互用性，保证数据在统计上的兼容性（如分类），尽量减少不必要的冗余。ISO/TC215秘书处设在美国国家标准协会（American National Standards Institute，ANSI），主要工作领域包括医疗保健接续、疾病预防和健康促进、公共卫生和监测及健康服务的临床研究。ISO/TC215目前包括32个成员国和23个观察员国家，以发达国家为主体。按照研究领域划分为6个工作组，分别负责一个方面的标准研制工作。

第一组：健康记录与模型协调（working group 1 - health records and modelling coordination）。

第二组：消息与通信（working group 2 - messaging and communication）。

第三组：健康概念陈述（working group 3 - health concept representation）。

第四组：安全（working group 4 - security）。

第五组：健康卡（working group 5 - health cards）。

第六组：电子药剂学与药物经济（working group 6 - E-pharmacy and medicines business）。

同时，ISO/TC215还下设了顾问组和3个特别小组，它们分别是：消费者政策小组（consumer policies）、移动卫生（mobile health）、Web应用（Web applications）。

每个工作组选举产生负责人。工作组定期召开会议，研究制定标准研制建议，指定标准起草人，共同讨论标准草案，并将标准草案提交委员会秘书处，经过规定程序发布。ISO包括所有与标准相关的组织，以成员国指派的代表团的形式，代表国家参与ISO的技术工作，代表团一般由企业界、学术界、健康消费者、政府管理人员及其他非政府组织代表组成，还可以以国际组织的形式联合参与ISO工作。国家代表在组团参加ISO会议之前需要在国家层面就相关问题统一认识，形成共识。

二、欧洲标准化委员会/技术委员会251

欧洲标准化委员会（Comité Européen de Normalisation，CEN）成立于1975年，是以西欧国家为主体、由国家标准化机构组成的非营利性标准化机构，是欧洲标准和技术规范的主要供应商。其宗旨在于促进成员国之间的标准化协作，制定本地区需要的欧洲标准（除电工行业以外）和协调文件。其技术委员会是具有16个技术委员会的欧洲标准化组织。在医疗领域包括两个专门的技术委员会：TC251（医学信息）和TC224 WG12（患者数据卡）。

欧洲标准化委员会/技术委员会251（the European Committee for Standardization/Technical Committee 251，CEN/TC251）是欧洲标准化委员会的一个

工作组，主要致力于卫生信息和通信技术领域的标准化工作。它的目标是实现独立的系统之间的兼容性和互操作性，使电子病历系统模块化。医学信息CEN/TC251技术委员会包括以下工作组：医疗记录模型；术语学，代码，语义学和知识库；通信和信息；多媒体和成像；医学设备；安全性，隐私，质量和安全。

CEN/TC251成立多个工作组。其中，工作组1负责信息模型（information models）；工作组2负责术语和知识表达（terminology and knowledge representation）；工作组3负责安全、隐私和质量（security，safety and quality）；工作组4负责互操作技术（technology for interoperability）。而CEN/TC251有关安全性、隐私、质量的工作由第六工作组负责（WG6），它负责CEN的安全和机密性标准的发展。CEN/TC251 WG6 代表了CEN为发展健康信息的安全和机密性综合标准所做的努力。CEN/TC251 WG6 已完成了医疗信息系统的安全性分类和保护的前期标准和数字签名标准。数字签名标准要求使用rsa的数字签名和鉴定运算法则。在信任系统方面的其他标准工作正在由TC251 WG6与TRUSTHEALTH协作制定，TRUSTHEALTH 是被欧洲委员会支持的远程信息处理应用程序中的一个项目。此项目为支持数据机密性、文件原始鉴定、时间标志、存取鉴定和专业存取控制提供构建和测试技术安全服务。

三、美国HL7组织

HL7（Health Level 7）成立于1987年，1994年成为美国国家标准学会（American National Standards Institute，ANSI）认可的非营利性SDO。最近十余年来，HL7迅速发展壮大，目前已发展至2400多个成员，代表大约500个成员单位和33个国家的国际成员，包括卫生行业90%的信息系统最大供应商。参与HL7技术合作与推广的国家除美国外，还有澳大利亚、加拿大、芬兰、德国、日本、荷兰、新西兰、英国、印度、阿根廷、南非、瑞典、韩国、中国等。

HL7成员分属于不同的工作组。工作组由日常管理委员会、技术委员会和特别兴趣组组成。日常管理委员会负责各类活动的组织管理，如培训、项目实施、临床研究协调、出版印刷、考核评价等。技术委员会直接负责标准的内容，建立规范和标准。特别兴趣组则是为HL7发掘新的标准研发领域。所有组织都按照制度规定的工作方式和日程安排从事相应的活动，主要是通过科学的标准研发途径，如讨论、评议、测试、表决等，更新和维护HL7现有标准体系，并适时研究新标准。依赖这样一个完备的组织机构，HL7标准家族从最初的Arden syntax、CCOW逐步发展和完善，已经成为一套完整的卫生信息传输标准及其方法学体系。

全球任何对卫生信息标准感兴趣的个人或组织都可申请成为HL7成员，成员需根据具体情况向HL7缴纳一定数额的会费，用于组织的业务运行支持，HL7还通过培训会、出版物等其他服务获得资金收入，另外，还有来自社会各方的捐赠。所有收入由HL7董事局通过年度财政预算进行管理。组织机构的组成、领导的选举任命及职责、HL7知识产权的管理和会员的权利等都在HL7的管理和操作手册中有明确详细的规定。

HL7的技术规范是基于国际标准化组织（ISO）开放式系统互联OSI的最高层——应用层制定的。因此，HL7标准可以应用于多种操作系统和硬件环境，也可以进行多应用系统间的文件和数据交换，主要目标是为各型医疗信息系统，如临床、保险、管理、行政及检验等提供信息交换标准。作为信息交换标准，HL7自1987年发布v1.0版后相继发布了多个版本，现已用XML开发了v3.0版，但HL7 v2.4版本仍是目前ANSI正式发布的版本，成为世界范围内通用的信息交换标准。

第四节　国际上常用的卫生信息标准

一、医学术语标准

（一）国际疾病分类标准

《国际疾病分类》（International Classification of Diseases，ICD），是

WHO制定的国际统一的疾病分类方法，是根据疾病的病因、病理、临床表现和解剖位置等特性，将疾病分门别类，成为的一个有序的组合，并用编码的方法来表示的系统。其自产生到现在已有100多年的历史，它在WHO和各成员国的关注和支持下得以不断补充、完善，并成为国际公认的卫生信息标准分类。1890年，由耶克·贝蒂荣（Jacques Bertillon）主持，在巴黎召开了第一次国际死因分类修订会议。经26个国家的代表共同修订，通过了一个包括179组死因的详细分类和一个包含35组死因的简略分类，这是ICD的第一个版本。此后，每隔10年左右，由法国政府和WHO先后主持了10次对ICD的国家修订会议，以补充和完善ICD的内容。1948年举行的第六次ICD国际修订会议，标志着国际生命统计和卫生统计的一个新纪元。会议批准并通过了可同时用于死因分类和临床医疗、科研、教学中对疾病分类的综合性类目表，明确提出使用"根本死亡原因""国际死亡医学证明书"基本格式和确定死因规则及注释的要求，使ICD成为对疾病或死因进行分类的国际标准。1975年举行的第九次ICD国际修订会议上，对ICD进行了更加深入细致的补充和修改，使其具有更大的灵活性和实用性。我国自1981年成立世界卫生组织疾病分类合作中心以来即开始了推广应用《国际疾病分类第九次修订本》（ICD-9）的工作，并于1987年正式使用ICD-9进行疾病和死亡原因的统计分类。1993年5月，国家技术监督局发布了等效采用ICD-9编制的"疾病分类与代码"。

目前全世界通用的是第十次修订本《疾病和有关健康问题的国际统计分类》，WHO仍保留了ICD的简称，其被统称为ICD-10。其共有22章，每章再分节和小节。

ICD分类原理是依据疾病的4个主要特征，即病因、部位、病理、临床表现（包括症状、体征、分期、分型、性别、年龄、急慢性、发病时间等）。ICD-10采用3位编码数确定核心分类，并采用字母数字编码形式（A00.0～Z99.9）：英文＋数字＋数字＋小数点＋数字，如S82.01。其中，前3数位编码泛指ICD编码，代表类目；前4数位编码代表亚类；前5数位编码代表细目，如：

S02　　　颅骨和面骨骨折（类目）

S02.0　　颅骨穹窿骨折（亚类）

S02.01　颅骨穹窿开放性骨折（细类）

（二）观测指标标识符逻辑命名与编码系统

观测指标标识符逻辑命名与编码系统（logical observation identifiers names and codes，LOINC）旨在促进临床观测指标结果的交换与共享。其中，LOINC术语涉及用于临床医疗护理、结局管理和临床研究等目的的各种临床观测指标，如血红蛋白、血清钾、各种生命体征等。当前，大多数实验室及其他诊断服务部门都在采用或倾向于采用HL7等类似的卫生信息传输标准，以电子消息的形式，将其结果数据从报告系统发送至临床医疗护理系统。然而，在标识这些检验项目或观测指标的时候，这些实验室或诊断服务部门采用的却是其自己内部独有的代码。这样，临床医疗护理系统除非也采用结果产生和发送方的实验室或观测指标代码，否则，就不能对其接收到的这些结果信息进行完全"理解"和正确归档；而当存在多个数据来源的情况下，除非花费大量的财力、物力和人力将多个结果产生方的编码系统与接受方的内部编码系统——对照，否则上述方法就难以奏效。作为实验室检验项目和临床观测指标通用标识符的LOINC代码解决的就是这一问题。

LOINC数据库实验室部分所收录的术语涵盖了化学、血液学、血清学、微生物学（包括寄生虫学和病毒学）及毒理学等常见类别或领域；还有与药物相关的检测指标，以及在全血计数或脑脊髓液细胞计数中的细胞计数指标等类别的术语。LOINC数据库临床部分的术语则包括生命体征、血流动力学、液体的摄入与排出、心电图、产科超声、心脏回波、泌尿道成像、胃镜检查、呼吸机管理、精选调查问卷及其他领域的多类临床观测指标。Regenstrief研究院一直负责并承担着LOINC数据库及其支持文档的维护工作。

LOINC概念的核心部分主要由1条代码、6个概念定义轴（或者说，由6个数据库字段的取值所共同组成的全称，也就是LOINC概念的定义）及简称等组成。每个LOINC概念均由若干条基本概念及其组合概念组合而成。其中，每个基本概念又具有相应的概念层次结构及相应的首选术语、同义词和相关名称。每条LOINC记录都与唯一一种试验结果或套组（panel，组合）相对应。如下为LOINC的6个概念定义轴：

1）成分（component；或称分析物）：如血清钾、血红蛋白、丙型肝炎抗原。

2）受检属性（property）：如质量浓度、酶的催化活性。

3）时间特征（timing）：也就是说，一项检测指标是某个时刻或短时间内的观测结果，还是在更长时间段内的观测结果，如24h尿标本。

4）样本类型（sample）：如尿、静脉血。

5）标尺类型（scale）：即结果属于定量型、等级型、名义型（如金黄色葡萄球菌），还是叙述型（如显微镜检查的诊断意见）。

6）方法（method）：是指在获得试验结果或其他观测结果时所采用的方法。

LOINC这种命名实际上采用的是一种面分类方法（即上述6个面）。其命名原则详细而明确，备有多个语种的用户手册。其中包括对基本概念和组合概念的命名。基本概念的命名遵循国际上公认的相应专业的命名方法和原则，如各种生物（细菌、真菌、病毒和动植物）和有机化合物的命名。

LOINC具有明确无歧义的编码方案。代码采用没有任何含义的数字型顺序码，并备有一位校验码（如10008-8）。编码简短而实用，易于输入和校验。每个LOINC概念都分别具有唯一性的代码，且恒久不变。一条LOINC代码，从其创建直至废弃，具有完整的生命周期，但绝不无理删除废弃代码或者对其加以复用，只是对它们加废弃标志"DEL"。这样，就保证了概念标识的唯一性及概念含义的持久性，从而避免了含义发生漂移甚至变化的问题，并保证了历史数据纵向时间轴上的长期有效性。

同时，对组成最终LOINC概念定义的基本概念和组合概念及其相关术语也进行了编码，且这些概念的编码也是恒定不变的。因此，这些概念及其代码有助于建立其他相关术语系统与LOINC概念之间的对照关系（映射关系），便于不同术语系统之间的整合与协同。

（三）医学术语系统

医学系统命名法——临床术语（systematized nomenclature of medicine - clinical terms，SNOMED CT），是当前国际上广为使用的一种临床医学术语标准。1974年，SNOMED第一版问世，由44 587个词条、6个模块构成。SNOMED的范畴包括解剖学、形态学、正常与非正常的功能、症状及疾病体征、化学制品、药品、酶及其他蛋白质、活有机体、物理因素、空间关系、职业、社会环境、疾病/诊断和操作。SNOMED的每一个术语（词条）均有一个编码与之对应，在疾病/诊断轴内，很多疾病概念还提供了与其他术语的交叉参照关系。1998年，SNOMED演进到3.5版，包括156 965个词条和压缩过的12个模块。1997年发行的3.4版是中文译本的原版。中文SNOMED电子版是中文SNOMED 3.4版的电子化产品，含145 856个词条，并且建立起3.2万个词条与ICD-9-CM的对照关系。

2002年1月，SNOMED RT（SNOMED reference terminology，医学术语系统命名法——参考术语集）与英国国家医疗服务体系（National Health Service，NHS）的临床术语（clinical terms，又称read codes）相互合并，并经过扩充和结构重组，从而形成了SNOMED CT。SNOMED RT在历史上的优点是它的那些专业医学术语集及所采用的分布式协作开发方法，而第3版临床术语（clinical terms version 3，CTV3）的优势则是它在全科医学方面的术语集。通过把这两个体系组合起来，SNOMED CT目前成为现有任何语言之中最为广泛全面的临床词表，收录有超过344 000个概念，涵盖了临床医学的大多数方面。

SNOMED CT还与其他的术语集之间进行着交叉映射，如ICD-9-CM、ICD-O3、ICD-10、实验室方面的LOINC及OPCS-4。SNOMED CT还支持ANSI、DICOM、HL7、ISO标准。2007年4月，国际卫生术语标准制定组织（International Health Terminology Standards Development Organization，IHTSDO）收购了SNOMED CT。

SNOMED CT提供了一套全面统一的医学术语系统，涵盖大多数方面的临床信息，如疾病、微生物、药物等，可以协调一致地在不同的学科、专业和照护地点之间实现对于临床数据的标引、存储、检索和聚合，便于计算机处理。同时，它还有助于组织病历内容，减少临床照护和科学研究工作中数据采集、编码及使用方式的变异。对于临床医学信息的标准化和电子化起着十分重要的作用。采用SNOMED CT的计算机应用程序示例电子病历、计算机化医嘱录入，如电子处方或实验室检验项目申请录入、重症监护病房远程监控、实验室检验结果报告、急诊室表格记录癌症报告、基因数据库。

除此之外，SNOMED CT是一个组配式概念体系（compositional concept system）。SNOMED CT是以描述逻辑为基础，在设计上便于将内容作为一种动态资源加以维护。

要素概念：每个唯一性数字型代码、唯一性名称（全称，即fully specified name）和描述（包括一条首选术语和一条或多条同义词）所指定的基本含义单位。SNOMED CT不再使用词条表的方式对术语进行表示，而是采用概念的形式。概念可以理解为医学中标准的临床术语，每个概念都有唯一的概念码，但每一个概念都可能有多个描述，并且由993 420条描述形成了庞大的描述表——我们可以理解成同义词表。例如，"pain in throat"（咽喉痛），在SNOMED CT中是概念，而在实际应用中，它将会有多种不同的术语表达，如"sore throat""throat pain""pain in pharynx""throat discomfort""pharyngeal pain""throat soreness"，但它们并不是概念，而只作为描述被收集在描述表中。每一条概念有若干描述与之对应，描述表中的每一条描述也有与之相对应的概念存在。

描述：赋予同一概念的不同术语或名称（同义词）。层级结构：19个高级层级结构，每个高级层级结构又分别具有各自的子级层级结构。

关系：用于在同一层级结构之内或不同层级结构之间将不同的概念相联系。SNOMED CT中的概念与概念间是有一定关系存在的。概念有36万条，但关系有近146万条。这种基于概念间的语义关系令数据的获取充分可靠。在SNOMED CT中，关系分为两种：IS-A关系与属性关系。

IS-A关系：在同一个层面中，表示某些概念间的关系。如关节炎属于关节系统疾病，而关节系统疾病属于骨科疾病，这样关节炎→关节系统疾病→骨科疾病就形成了一种IS-A关系。

属性关系：中文SNOMED电子版含145 856个词条，其与英文版数目（146 217）不同，是由于中文删去了英文的异型拼写词条（如anaemia和anemia）。

SNOMED电子版共分为11个模块：

解剖学（T，topography）：用来描述人、兽医学的解剖学术语。

形态学（M，morphology）：用来描述人体结构变化的术语，WHO《国际疾病分类》中所用编码、术语与之完全一致。

功能（F，function）：用来描述身体生理和病理的功能，包括护理人员使用的对患者观察和诊断的术语。

活有机体（L，living organisms）：完整的动、植物学分类，基本包含了所有病原体和动物疾病的传播媒介。

化学制品、药品和生物制品（C，chemicals，drugs，biological products）。

物理因素、活动和力（A，physical agents，activities and forces）：通常与疾病和创伤有关的器具和活动的项目表。

职业（J，occupations）：国际劳工局（ILO）的职业目录。

社会环境（S，social context）。

疾病/诊断（D，diseases/diagnoses）。

操作（P，procedures）：手术与操作相关术语。

连接词/修饰词（G，general linkage/modifiers）：用来连接和修饰每个模块中术语的连接词、描述符及限定词。

以上11个模块的层次结构通过该词条代码的树型构造表达。每个词条的内容包括编码、中文名、英文名、类别符、层次、与该词条相关的外部编码、ICD-9-CM码、药品编码、药厂编码、酶编码及SNOMED相关词条的交叉参照列表。它与普通的词典不同，SNOMED所含词条不是独立的、彼此无关的，而是根据一些原则严格组织起来的。为了便于计算机的应用，SNOMED还为每个词条赋予了唯一的编码。

二、传输与交换标准

（一）HL7卫生信息传输交换标准

HL7是一个非营利性的自愿组织，它的会员由对开发和促进卫生领域的临床和管理标准感兴趣的医院、信息技术厂商、医疗保险机构及政府协会组成。HL7于1987年3月在美国宾夕法尼亚大学医院组建，其宗旨是解决不同厂商设计的信息系统之间信息交换和数据共享的问题。

HL7提供了在具有不同数据结构和应用领域的异构系统环境之间进行信息共享的一种标准模式，其目的是达成临床上乃至卫生领域跨平台的应用，为医疗服务、卫生管理提供信息交换和整合的标准，让各个卫生医疗信息系统之间的信息交换变得简单而畅通。

HL7的消息机制是HL7的核心部分，在HL7 v2.x版本中，HL7消息采用"竖线编码方案"，如

MSH|^~\&|ADT1|MCM|LABADT|MCM|198808181126|SECURITY|ADT^A01|MSG00001|P|2.4|<cr>

EVN|A01|198808181123||<cr>…

一个消息由多个段（segments）组成，一个段由多个字段（fields）组成，字段是由一个或多个数据元组成的字符串，各字段之间采用竖线分隔。这种消

息表示方法的优点是编码紧凑，消息长度短，但它的明显缺点就是消息可读性差，加上消息定义过程中存在许多自主性，给消息的解读带来困难，最终影响到应用的一致性。

而在HL7 v3.0则采用可扩展置标语言（extensible markup language，XML）表达数据结构。通过各个系统生成包含HL7消息内容的XML文档或从XML文档中解析HL7消息，不同系统之间也能够交换和处理消息。虽然采用XML后消息长度大大增加，但增加部分主要是对消息结果的定义和说明，借助这些提示信息，我们就很容易准确识别和理解消息内容。更重要的是，HL7 v3.0提供了更为强大的开发框架，通过定义各种信息模型而推导出严谨的XML HL7消息文档，最大限度地避免不确定性。

参考信息模型（reference information model，RIM）是HL7 v3.0标准开发方法的关键，可为标准开发和制定者提供一个高层次的参考。RIM是一个纯粹的对象结构模型，某一个业务域的专家在开发数据标准中，其所使用到的任何元素、数据类型、词汇或代码如果都是衍生自RIM规范要求，就可保证与其他业务域一致。

目前，国外一些健康档案的数据模型工作很多都是基于HL7 RIM或采用了HL7 RIM的思想和方法。虽然起初HL7主要是针对临床信息的共享而开发的，但随着HL7的发展，尤其是引入RIM之后，HL7的模型和方法已经不再局限于临床应用，而是能够满足于患者管理、财政、公共卫生、电子病历、基因组学等更广泛领域的需求。

世界上各种各样的实体（事物、对象）都有自己的内部状态和活动特征，不同对象间的相互联系和相互作用就构成了各种不同的系统。人们为了更好地认识客观世界，把具有相似内部状态和活动特征的实体（事物、对象）综合在一起则称为类，类是具有相似内部状态和活动特征的实体的集合。我们从一个个具体的事物中把共同的特征抽取出来，就形成了一个一般性的概念，这就是"归类"。例如，把转诊、报销、检查、开医嘱等工作归类为"活动"（act）。

HL7 RIM的框架结构是通过6个主类及它们之间的关系来表达的，如图6-2所示。这6个主类中的"活动"是最核心的主类，当采用HL7 RIM描述健康档案的信息模型时，RIM中的"活动"对应着健康档案三维概念模型中主要卫生服务活动（或干预措施）的基本活动。

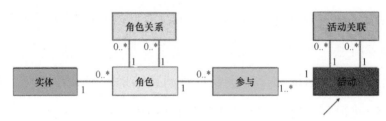

图 6-2　HL7 RIM 的 6 个主类

各个主类的含义如下：

活动：表示卫生服务活动（或干预措施），这些服务活动或干预措施产生相关的健康档案记录信息。

实体：是指物理意义上的人和物，包括所有生命体（如人和动物）、机构（正式的和非正式的）、材料（如持久和非持久的货物、食物、组织、容器）和场地。

角色：是指"实体"在"参与"卫生服务活动（或干预措施）过程中所扮演的各种角色。

参与：定义"角色"和"活动"之间的关系，是指"实体"通过扮演的"角色""参与"卫生服务活动（或干预措施）的行为方式。

活动关联：描述"活动"之间的相互关系。

角色关系：描述参与卫生服务活动（或干预措施）的各个角色之间的关系。

HL7 v3.0的信息模型体系如图6-3所示。

HL7 v3.0信息模型的层次结构为RIM、域消息信息模型（domain-message information model，D-MIM）和精细化消息信息模型（refined-message information model，R-MIM）。RIM是顶层的概念模型，与具体的业务域（domain）无关；D-MIM和R-MIM是逻辑模型，D-MIM是一个业务域的信息

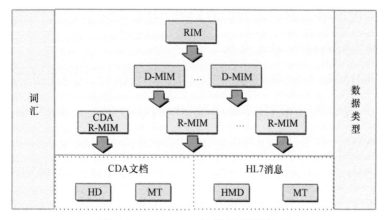

图 6-3 HL7 v3.0 的信息模型体系

模型，一个业务域中可能有多个主题（topic），R-MIM是业务域中一个主题的信息模型。

RIM、D-MIM和R-MIM是采用"对象关系"的表达方式来描述信息模型的，但为了用XML来记载HL7 v3.0的信息模型，必须将信息模型从"对象关系"的表达方式转换成"层次关系"的表达方式。层次消息描述（hierarchical message description，HMD）正是信息模型的层次表达，MT（message type）用于进一步描述消息类型。从RIM到D-MIM、R-MIM，再到HMD、MT，同时也是一个根据业务需求对模型逐步限定和细化的过程。

符合HL7信息模型的数据最终通过XML来进行交换，用于交换的XML消息或文件由模型对应的"schema"来约束。

HL7的数据类型（data type）和词汇（vocabulary）用于说明模型中"类"的属性。首先，HL7类之间的关系描述了信息模型的结构关系，而HL7的词汇和数据类型进一步说明了模型结构的具体意义，帮助人们能够从语义上正确理解所记载或传递的信息内容；其次，HL7的词汇和数据类型说明了信息模型中所包含的业务数据的格式和具体内容，让人们能够准确理解信息模型中所记载或传递的业务数据所表达的内容。

HL7 CDA（clinical document architecture）是关于临床文档的结构和语义方面的规范。CDA本身也是一个HL7的通用域，有一个标准的R-MIM。HL7的其他通用域中模型的实例一般对应着XML消息，而CDA专门用来描述临床文档，其模型的实例对应着XML文档。

CDA R-MIM和其他通用域中的R-MIM是根据不同业务需要而分别构造的。例如，检验报告在HL7通用域laboratory中的R-MIM模型为POLB_RM004000UV01，其是专门来描述检验报告的；当检验报告作为一个CDA文档时，可以用HL7通用域CDA（release 2）中的R-MIM模型POCD_RM000040来描述。由于这两个R-MIM模型均遵从HL7 RIM并符合HL7开发框架，所以二者之间有一定的参照关系。

（二）医学数字成像和通信标准

医学数字成像和通信标准（Digital Imaging and Communications in Medicine，DICOM）是由美国全国电气制造商协会（National Electrical Manufacturers Association，NEMA）下属的医学影像技术协会（Medical Imaging & Technology Alliance）发布并管理的医学影像通信标准。1970年前后出现了数字化的医学影像及相应的计算机处理技术，为了适应这一发展趋势，美国放射学会（American College of Radiology，ACR）和NEMA在1983年成立了开发传输数字化影像的标准化方法的联合委员会。在1985年出版了第一版的ACR-NEMA标准，1988年第二版的ACR-NEMA标准文件发布了图像信息术语、信息结构和文件编码等内容。但是，直到1993年第三版的标准发布才广为流传，被大家所接受，从第三版开始标准的名称被固定为DICOM，目前由NEMA下属的医学影像和技术联盟管理。DICOM的目标是在医疗环境中的图像信息系统和其他信息系统间实现良好的兼容性和提高工作效率。DICOM遵守网络传输协议TCP/IP，定义了图像传输服务分级，创建了网络传输中图像信息的识别机制，也制定了相关的图像文档标准。目前DICOM被各大临床科室和专业技术广泛地应用于图像的传输，如心内科、口腔科、内镜治疗、X线成像、眼科、小儿科、放射科等。DICOM还实现了同电子人力资源管理（EHR）系统的整合，可以通过网络实现在EHR系统中图像的存储和传输。

DICOM的制定是医学图像通信标准化的里程碑，详细地规定了传输医学图像及其相关信息的交换方法和交换格式。DICOM基于操作系统提供的TCP/IP协议，实现了不同操作系统的互联。通过扩展TCP/IP协议的应用层，定义一组同类应用之间的统一的通信接口，实现了同类应用间的互操作。参照ISO/OSI网络协议模型的分层概念，TCP/IP协议是一种网络应用层协议。利用TCP/IP协议的跨平台特性，扩充定义了适合医学图像传输的应用协议栈。符合DICOM的两台设备采用的交换方式是DICOM协议中定义的请求/响应方式，传输数据的格式是DICOM数据流。不论图像及患者信息在具体的设备内部如何存储，在对外交换时，它们的格式都是DICOM格式。这样，就消除了不同厂家产生的图像格式不一致带来的障碍。

原则上，使用DICOM只需对其进行简单的配置就可以实现设备互连，并可直接与符合工业标准的计算机网络相连接，实现高效的图像通信。作为医学图像的通信标准，DICOM的最显著特点在于它基于明确且详细的信息模型，即实体-关系模型，描述了"事物"（如患者、图像、诊断报告等）怎样参与放射诊断及它们是怎样相互关联的。实体-关系模型能使医疗设备制造厂商和用户更加清楚地理解DICOM中的数据结构。

DICOM应用基于面向对象的客户/服务器结构完成DICOM功能，客户提出功能请求，服务器接收并处理请求。支持DICOM的设备可以作为客户端、服务器或者既为客户又为服务器。在DICOM术语中，客户和服务器分别被称为服务类使用者（service class user，SCU）和服务类提供者（service class provider，SCP）。DICOM所有信息封装于被称为信息实体（IE）模块的"对象"中，借助OSI协议或者TCP/IP协议传输这些信息。DICOM通过交换关联协议数据单元完成关联的初始化和终止工作。关联是SCU和SCP为了交换数据而协商建立的一条通道。SCU的请求消息和SCP的响应消息都是通过关联交换的。每台支持DICOM的设备都有一个名字（在DICOM术语中称应用实体标识，application entity title，AET），在建立关联时，SCU把自己的AET、SCP的AET、请求SCP为其提供的服务及SCU为每种服务提供的传输语法发送到SCP。每个DICOM设备都可能支持多个服务，如CT图像的存储、查询、提取胶片打印及患者管理等。这些服务的标识信息将以抽象语法的形式进行编码。SCU和SCP在交换信息之前必须根据二者所支持的DICOM服务进行协商，如果协商成功，才能进行后续操作。例如，支持CT图像存储的SCU只能和支持CT图像存储的SCP传送CT图像。如果协商失败，关联将不能建立，图像及相关信息就不能传输。

DICOM主要由基于DIMSE模型的SOP类组成。除此之外，DICOM委员会也利用其他工业标准定义与诊断影像有关但非诊断影像核心业务的其他标准功能和服务。DICOM安全规范利用下LS标准规定了通信节点之间相互认证、消息完整性保护和消息内容数据加密的标准和数字签名标准［被用于DICOM影像数据（部分或全部）签名］。DICOM应用系统节点（AE）配置管理规范，利用LDAP标准定义AE网络通信参数、功能参数的数据模型和维护访问。互联网标准DHCP和DNS被用于自动发现DICOM配置管理LDAP服务器和AE的网络地址解析。DICOM的一个部分（第16部分）专门定义了与影像有关、可用于DICOM IOD内容中的临床医学术语。一部分术语是由DICOM自己定义，大部分则引自其他专门的医学术语标准，如SNOMED。

另一个非常重要的非DIMSE是用Web方法访问DICOM数据目标（WADO）。WADO服务允许用http协议获取一个用url表示的DICOM IOD数据目标（单帧或多帧）。WADO服务使用方可以要求服务提供方返回用DICOM规则编码的原始100数据，或者要求它将DICOM数据转换成其他格式返回，如影像可以转换成jpeg图片，曲线可以转换成pdf文本，结构化报告（SR）数据可以转换成纯文本或html格式。WADO服务由DICOM和ISO/TC215联合开发，是他们的联合标准。WADO服务在互联网规模DICOM数据检索方面有着极其重要的作用。

DICOM引入了严格定义的数据字典（标记数据单元）构造IOD数据目标，其消息服务设计在SOP模型基础上。基于工业标准的网络协议和文件系统，造就了一个广泛接受的诊断影像交换的开放环境。如今，PACS已经是实现影像归档和通信功能最全的医疗卫生信息系统，这些核心DICOM服务也已经成熟到几乎即插即用的地步，使DICOM成为数字诊断影像连接的唯一标准。

DICOM委员会和其他国家与国际标准化组织建立了合作关系，已经被国际标准化组织接受为医学影像通信的国际标准。DICOM IOD支持多个字符集，可以表达不同语言的文本信息编码（包括中文的GB 18030和Unicode）。DICOM委员会目前有20多个工作组在不断开发新的功能，把它在放射影像系统互操作性领域所获得的成果推广到其他与影像有关的领域，使影像信息在患者集成健康记录中发挥更大的作用。

（三）医疗企业集成

医疗企业集成（integrating the healthcare enterprise，IHE）是北美放射学会（Radiological Society of North America）和美国医疗卫生信息和管理系统协会（Healthcare Information and Management System Society，HIMSS）十余年前启动的一个项目，目的是提出一个互操作框架，将卫生领域内的信息化技术集成起来，采用卫生信息标准，促进卫生信息在系统间、机构间实现无缝传递。IHE因为其成功的协作性工作过程及其互操作解决方案，在制定、测试和实施基于标准的互操作性EHR系统方面具有不可替代的位置。IHE计划已成为卫生信息网络环境下实现信息共享最重要的标准、规范之一。

IHE的基本方法是集成规范，通过一组角色及其之间的信息交易，针对某个领域（如放射学）的某个工作流程场景中的集成问题，通过选择和规范现有标准来定义解决方案。IHE交易通常用来为某种明确规定的用途定义角色之间的信息提供和消费关系。实际HCIT产品可以实现一个或多个IHE角色。

集成规范是声明IHE相容性的基本单位，包括了某（几）个角色、声明，以及必须实现该集成规范中这些角色参与的所有交易。角色和交易是IHE构造集成规范的积木构件，他们代表了IHE标准协调的构件库，可以重复使用在不同的集成规范中。当然，新的集成规范会提出开发新的角色和交易的要求，结果是扩充了构件库。每个IHE交易都有其明确的业务目标——互联互通性支持。IHE还在基础标准范围之外规定了参与交易的角色在发送/接收消息（或提供/使用服务）时的动作和行为，以支持交易的业务目标。当交易在不同的IHE集成规范中重复使用时，交易中规定的消息的语义和结构规范保持不变。但参与到交易中的不同角色可以有不同的动作和行为。

IHE集成规范可以被医疗机构用作设计他们自己工作流的基本构件，其中每个集成规范都定义了系统间互动的标准模式。IHE信息技术基础设施（ITI）领域的跨医疗机构文档共享（cross-enterprise document sharing，XDS）模型代表了另一个用多个集成规范来构造解决大问题方案的例子。当然，集成规范仍然可以单独使用。但与整体方案相比，所能实现的集成效能会有所局限。

在放射诊断领域取得成功以后，IHE的标准协调逐步开始进入其他医疗卫生和相关领域。IHE为以下各领域的集成方案开发了技术框架：①信息技术基础设施；②患者医疗协同；③放射学；④心血管学；⑤肿瘤学；⑥患者治疗仪器设备；⑦临床检验。

IHE创立了能被其他领域（主要按照临床医学专业进行划分）共享的基础设施服务和面向纵向集成的、可伸缩的EHR解决方案。通过一组在各个具体领域内开发的集成规范之间的合作，ITI领域设计了EHR系统的IHE蓝图，并正在继续开发ITI集成方案。

IHE模型所提出的EHR解决方案以长期集成记录（EHR-LR）和患者医疗记录（EHR-CR）的互动为基础。一方面，EHR-CR总是在进行具体的患者医疗活动场所（医院、诊所、医生办公室等）收集、处理和使用，最常见的是在患者的就医场景中。另一方面，在患者就医过程中产生的某些或全部的EHR-CR数据可能被送到EHR-LR系统中，供其他医生在同一患者的其他就医过程中

（可能在另一治疗场所）分享。EHR-LR代表了跨越不同就医过程的、患者健康信息的长期集成记录，EHR-LR信息源自不同就医过程的诊断治疗活动，也为这些活动所使用。

IHE并不规定哪些信息属于EHR-LR，哪些属于EHR-CR。这由各医疗机构、区域性或全国性的行业规章机构与政府部门来定义。并不是所有的在医疗活动工作流程中产生使用的信息都需要记录在EHR-LR。"就医过程内"和"跨越不同就医过程"的区分揭示了在同一个系统的医疗卫生环境中分解复杂性的重要概念。EHR-LR系统提供对患者长期健康数据记录的可伸缩、高度就绪和安全监管的服务管理能力。而这些数据记录的内容则完全由EHR-CR系统决定和提交，并由EHR-CR系统在法律意义上拥有。同样，EHR-CR系统决定目前患者的就医场景需要使用EHR-LR中的哪些数据。

ITI领域开发了可以建立EHR-LR基础设施的一组集成规范，允许不同地点的医疗系统提交任何内容的医疗记录。其他IHE领域，如放射学、心血管学领域则负责开发解决主要在医疗地点的多系统工作流集成和互操作性问题，以及在各领域内定义临床信息的内容、向EHR-LR系统递交内容和访问查询EHR-LR系统中的内容。

第五节 标准化工作取得的成果

近年来，我国积极探索解决卫生信息资源开发与整合的问题，初步建立了卫生信息标准的业务体系和组织管理体系。我国卫生信息标准体系主要分为基础类标准、数据类标准、技术类标准和管理类标准四大类（图6-4）。其中，基础类标准是其他各类标准的上位标准，具有指导性和全局性，涉及卫生信息标准的体系框架、理论与方法、术语及高层信息模型等；数据类标准指卫生信息采集、表达、处理与传输交换过程中涉及的相关数据标准，是保证语义层无歧义的重要基础；技术类标准对业务应用系统设计、开发、实施、运行等各建设环节的技术要求、系统架构、技术实现方式及信息网络安全和隐私保护等予以规范约束；管理类标准用于指导业务应用系统合理应用相关标准及对标准应用实施水平进行评价与监督管理。

配合医改信息化建设需要，且充分引进和借鉴了国际上主流的标准化技术，我国完成了一批急需的基础性卫生信息标准的研发与制定。下面介绍信息标准化工作取得的主要成绩。

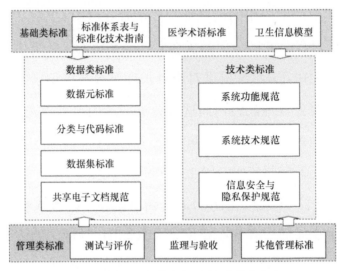

图 6-4　我国卫生信息标准体系基本框架

（一）四项推荐性卫生行业标准

卫生部于2009年1月发布了四项推荐性卫生行业标准，包括《卫生信息数据元标准化规则》（WS/T 303—2009）、《卫生信息数据模式描述指南》（WS/T 304—2009）、《卫生信息数据集元数据规范》（WS/T 305—2009）、《卫生信息数据集分类与编码规则》（WS/T 306—2009），并将这四项标准应用于卫生信息数据类标准研究与编制之中，如《卫生信息数据元目录》《卫生信息、数据元值域代码》《城乡居民健康档案基本数据集》《电子病历基本数据集》等。

《卫生信息数据元标准化规则》中阐述了卫生信息数据元框架和卫生信息数据元基本概念，规定了卫生信息数据元属性规范，以及卫生信息数据元的命名、定义、分类、注册管理等属性规范化描述的基本原则和方法，规范了卫生信息数据元目录的编写格式。该标准可用于指导卫生信息数据元目录（字典）的研究与制定、卫生信息数据元数据注册系统的设计与开发和卫生信息标准的研究、教学与交流。

《卫生信息数据模式描述指南》对数据模式、主题域、数据集进行了定义，并根据卫生信息利用的需求和适用环境，对医药卫生领域数据模式进行分类，针对不同种类的数据模式，分别制定了相应的描述规则和描述方法，从而研究制定了各类卫生信息数据模式描述指南，包括表达式样、描述规则和描述参照。该标准可用于指导医药卫生领域信息资源的组织与规划、卫生信息系统设计与开发，以及具体数据资源中的数据模式描述。

《卫生信息数据集元数据规范》中明确了元数据元素、元数据实体、元数据子集的定义，规范了卫生信息数据集元数据组成、元数据结构、元数据的摘要描述规则和元数据描述适用功能，规范了元数据内容框架和卫生信息数据集核心元数据、参考元数据、引用信息及其描述内容。该标准可用于指导医药卫生领域数据集元数据的规范化描述。

《卫生信息数据集分类与编码规则》中对卫生信息数据集进行了定义和领域界定，阐述了卫生信息数据集分类与编码需要遵循的基本原则、技术、方法和应用规则，规范了卫生信息领域内各专业信息分类与编码标准文档的编写格式。该标准可用于指导医药卫生领域各类卫生信息数据集分类与编码的制定，其满足了政府卫生决策、业务处理、科学研究、信息发布与绩效评价等需求。

（二）《卫生信息数据元目录》

2011年8月，卫生部发布了《卫生信息数据元目录》标准，规范了我国《卫生信息数据元目录》（字典）的编制原则、目录中数据元的描述属性和描述方法（表6-1）。该标准包括17个部分：总则、标识、人口学及社会经济学特征、健康史、健康危险因素、主诉与症状、体格检查、临床辅助检查、实验室检查、医学诊断、医学评估、计划与干预、卫生费用、卫生机构、卫生人员、药品设备与器材、卫生管理。《卫生信息数据元目录》于2012年2月1日起实施，满足了我国卫生领域相关数据信息交换与共享的需要。

表 6-1　数据元实例一

数据元标识符	DE04.30.013.00
数据元名称	肝质地类别代码
定义	受检者肝质地在特定分类中的代码
数据元值的数据类型	S2
表示格式	N1
数据元允许值	1. 软　2. 中等　3. 硬

（三）《卫生信息数据元值域代码》

2011年8月2日卫生部发布了《卫生信息数据元值域代码》标准。该标准包含总则、标识、人口学及社会经济学特征、健康史、健康危险因素、主诉与症状、体格检查、临床辅助检查、实验室检查、医学诊断、医学评估、计划与干预、卫生费用、卫生机构、卫生人员、药品设备与器材、卫生管理17个部分，具体内容见表6-2。

表 6-2　《卫生信息数据元值域代码》的内容

名称	内容
总则	包括数据元值域的编码方法、代码表格式和表示要求、代码表的命名与标识
标识	全国通用的卫生服务对象身份标识及接受医疗卫生服务时需要标识的证件或文档号，包括城乡居民健康档案编号、参合农民个人医疗证（卡）号、居民身份证号、居民健康卡号及出生医学证明编号
人口学及社会经济学特征	规定了反映卫生服务对象人口统计学和社会经济学特征的数据元的值域代码
健康史	反映卫生服务对象既往健康与患病及接受医疗保健服务的数据元值域代码
健康危险因素	规定了个人在行为、职业、环境或生活习惯方面存在的健康相关因素的数据元值域代码
主诉与症状	规定了主要健康问题及临床表现信息的数据元值域代码
体格检查	规定了临床体格检查相关数据元的值域代码
临床辅助检查	规定了采用医用设备、仪器、器械等进行检查的相关信息的数据元值域代码
实验室检查	规定了医学实验室检查相关信息的数据元值域代码
医学诊断	规定了医学诊断相关信息的数据元值域代码
医学评估	规定了医学评估相关信息的数据元值域代码
计划与干预	规定了医疗保健计划及医学干预相关信息的数据元值域代码

续表

名称	内容
卫生费用	规定了卫生费用相关信息的数据元值域代码
卫生机构	部分规定了卫生机构相关信息的数据元值域代码
卫生人员	部分规定了卫生人员相关信息的数据元值域代码
药品设备与器材	规定了药品、医疗设备和医用材料相关信息的数据元值域代码
卫生管理	规定了卫生行政管理活动相关信息，包括组织、计划、评估等信息的代码

（四）《卫生信息共享文档编制规范》

为了整合区域内卫生信息资源，促进个人健康信息跨机构传输与共享，在《卫生信息数据元目录》《卫生信息数据元值域代码标准》《城乡居民健康档案基本数据集》《电子病历基本数据集》等标准研制的同时，卫生部还组织力量开展了卫生领域信息共享文档相关规范的制定工作。

《卫生信息共享文档编制规范》研究的是在借鉴采用国外成熟的通用架构，并满足中国卫生信息共享实际需求的前提下，以数据元和数据集来规范约束卫生信息共享文档中的数据元素，以模板库约束为手段来规范性描述卫生信息共享文档的具体业务内容，以值域代码为标准来规范性记载卫生信息共享文档的编码型数据元素，从而清晰展示具体应用文档的业务语境及数据单元之间的相互关系，支持更高层次的语义上的互联互通。

目前已完成的部分主要有：总则、健康档案共享文档规范（第1～20部分）、电子病历共享文档规范（表6-3）。其中，总则是整个文档规范的总纲，明确规范涉及的基本概念、文档架构、基本描述规则等方面的内容。目前，研制完成的健康档案共享文档规范和电子病历共享文档规范是在总则指导下结合业务实际所做的细化。

表 6-3 　《卫生信息共享文档编制规范》的内容

名称	内容
总则	说明了卫生信息共享文档的分类体系，规定了本规范的基本概念、架构内容要求和制定的基本规则
个人基本健康信息登记	规定了个人基本健康信息登记的文档模板，遵循总则标准中文档架构的要求及对文档头和文档体的一系列约束
出生医学证明	规定了出生医学证明的文档模板，遵循总则标准中文档架构的要求及对文档头和文档体的一系列约束
新生儿家庭访视	规定了新生儿家庭访视的文档模板，遵循总则标准中文档架构的要求及对文档头和文档体的一系列约束
儿童健康体检	规定了儿童健康体检的文档模板，遵循总则标准中文档架构的要求及对文档头和文档体的一系列约束
首次产前随访服务	规定了首次产前随访服务记录的文档模板，遵循总则标准中文档架构的要求及对文档头和文档体的一系列约束
产前随访服务	规定了产前随访服务记录的文档模板，遵循总则标准中文档架构的要求及对文档头和文档体的一系列约束
产后访视	规定了产后访视的文档模板，遵循总则标准中文档架构的要求及对文档头和文档体的一系列约束
产后42天健康检查	规定了产后42天健康检查信息记录的文档模板，遵循总则标准中文档架构的要求及对文档头和文档体的一系列约束
预防接种报告	规定了预防接种报告的文档模板，遵循总则标准中文档架构的要求及对文档头和文档体的一系列约束
传染病报告	规定了传染病报告的文档模板，遵循总则标准中文档架构的要求及对文档头和文档体的一系列约束
死亡医学证明	规定了死亡医学证明的文档模板，遵循总则标准中文档架构的要求及对文档头和文档体的一系列约束
高血压患者随访服务	规定了高血压患者随访服务信息记录的文档模板，遵循总则标准中文档架构的要求及对文档头和文档体的一系列约束
2型糖尿病患者随访服务	规定了2型糖尿病患者随访服务信息记录的文档模板，遵循总则标准中文档架构的要求及对文档头和文档体的一系列约束
重性精神疾病患者个人信息登记	规定了重性精神疾病患者个人信息登记的文档模板，遵循总则标准中文档架构的要求及对文档头和文档体的一系列约束
重性精神病患者随访服务	规定了重性精神病患者随访服务信息记录的文档模板，遵循总则标准中文档架构的要求及对文档头和文档体的一系列约束
成人健康体检	规定了成人健康体检信息记录的文档模板，遵循总则标准中文档架构的要求及对文档头和文档体的一系列约束
门诊摘要	规定了门诊摘要的文档模板，遵循总则标准中文档架构的要求及对文档头和文档体的一系列约束
住院摘要	规定了住院摘要的文档模板，遵循总则标准中文档架构的要求及对文档头和文档体的一系列约束
会诊记录	规定了会诊记录的文档模板，遵循总则标准中文档架构的要求及对文档头和文档体的一系列约束
转诊（院）记录	规定了转诊（院）记录的文档模板，遵循总则标准中文档架构的要求及对文档头和文档体的一系列约束

（五）区域卫生信息平台和医院信息平台技术规范

卫生部于2009年5月下发了《基于健康档案的区域卫生信息平台建设指南（试行）》（以下简称"区域平台指南"）。健康档案的区域卫生信息平台是以区域内健康档案信息的采集、存储为基础，能够自动产生、分发、推送工作任务清单，为区域内各类卫生机构开展医疗卫生服务活动提供支撑的卫生信息平台。平台主要以服务居民为中心，兼顾卫生管理和辅助决策的需要。根据区域平台指南定义，区域卫生信息平台是连接区域内的医疗卫生机构基本业务信息系统的数据交换和共享平台，是不同系统间进行信息整合的基础和载体。

为指导我国以健康档案为基础的区域卫生信息化建设规范、科学推进，有效解决长期困扰卫生信息化领域的"烟囱"和"孤岛"现象等问题，2009年12月发布了《基于健康档案的区域卫生信息平台建设技术解决方案（试行）》（以下简称"区域平台方案"）。区域平台方案在区域平台指南的基础上，为了指导各地区域卫生信息化建设，在业务和技术两方面做了大量的细化工作。在业务方面，采用面向对象建模UML和RUP，在业务梳理和业务建模的基础上，开展信息建模。结合国际卫生信息标准HL7 v3.0 RIM模型，给出区域卫生业务领域相关活动的参考信息模型（HL7 v3.0 RIMM）。为后续卫生信息共享文档开发奠定了信息模型基础。在技术方面，从软件架构、信息基础设施、信息安全多方面给出了全面的解决方案。特别是软件架构，在区域平台指南已经提出了平台的基础服务的情况下，并在IHE ITI的基础上，进一步结合检验报告共享的业务场景，给出基于平台组件和IHE ITI集成规范如何实现的实例。

2011年在以上工作的基础上，为有效开展对于全国各地区域卫生信息化项目的验收和测评，卫生部启动了《基于健康档案的区域卫生信息平台技术规范》（以下简称"区域平台技术规范"）的编制工作。区域平台技术规范与区域平台指南和区域平台方案的主要区别在于，后两者主要站在指导区域平台的建设方和承建方如何来建设的立场，类似于白盒的角度；而前者主要站在测评和验收区域平台系统的立场，类似于黑盒的角度。区域平台技术规范主要从外部来约束区域平台。在内容上，区域平台技术规范着重于区域平台基础服务，而不是区域平台之上的应用。重点考察对于健康档案整合及区域卫生信息互联互通相关的基础服务和组件。其主要的组件包括注册服务、健康档案整合服务、健康档案存储服务、健康档案管理服务、健康档案调阅服务、健康档案协同服务、数据仓库服务、安全服务、配置服务、隐私保护服务。区域卫生信息平台总体架构见图6-5。

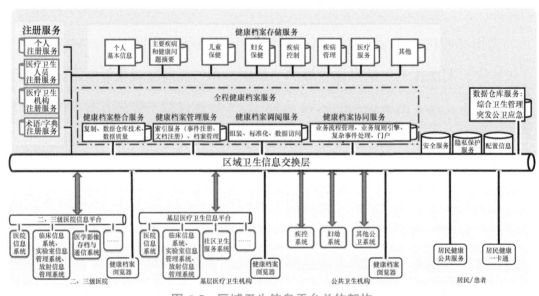

图 6-5　区域卫生信息平台总体架构

此外，区域平台技术规范从性能、安全、平台接入等角度给出了评价区域平台建设的相关指标，为健康档案和区域卫生信息平台的测评奠定了标准的基础。

另外，卫生部于2011年3月发布了《基于电子病历的医院信息平台建设技术解决方案》（以下简称"医院平台方案"）。该方案借鉴了区域卫生信息平台的架构，结合医院信息化需求。医院信息平台是实现医疗监管和区域协同的基础，对内实现医院内部不同业务系统的统一集成、互联互通和信息整合，对外基于区域卫生信息平台实现跨机构医疗信息共享、医疗业务协同和医疗业务监管等功能扩展。方案在医院信息平台设计、基于平台的应用与业务协同、安全保障体系、项目管理、运维管理等方面做了详细的设计。根据方案要求，医院信息平台包括以下功能组件：①注册服务；②电子病历存储服务，以该服务为中心构架全院的临床数据存储（CDR）；③电子病历浏览器；④全院业务协同支撑服务；⑤医院信息交换层。实现医院信息的统一管理：患者主索引、电子病历、决策支持数据、业务协同数据、对外服务数据、区域卫生共享和协同数据。以电子病历为主线串联医疗服务和临床业务，以医院管理为主线串联医疗业务和运营管理。

（六）居民健康档案和电子病历基本数据集

健康档案是居民健康管理（疾病防治、健康保护、健康促进等）过程的规范和科学记录，是以居民个人健康为核心，贯穿整个生命过程，涵盖各种健康相关因素，实现多渠道信息动态收集，满足居民自我保健和健康管理、健康决策需要的信息资源。2009年5月卫生部发布《健康档案基本架构与数据标准（试行）》（卫办发〔2009〕46号），针对健康档案的主要信息来源，制定出32个健康档案相关卫生服务基本数据集（试行）标准。2010年根据"十二五"国家卫生信息化建设总体规划和推进步骤要求，卫生部统计信息中心、卫生部卫生信息标准专业委员会在2009年制定出的相关健康档案（试行）的基础上，2010年11月制定下发了文件，结合试行两年以来的实际情况，对居民健康档案基本数据集进行修订，主要包括基本信息、卫生服务、卫生管理3个方面，其中卫生服务主要包括儿童保健、妇女保健、疾病控制、疾病管理和医疗服务5个内容，最终形成的数据集包括个人信息、成人健康体检、新生儿家庭访视、儿童健康检查、门诊摘要、住院摘要等39个基本数据集和1个城乡居民健康档案基本数据集，规定每个数据集数据元的内部标识符，数据元标识符、数据元名称、数据元定义、数据元值的数据类型、数据元表示格式、数据元允许值等7个数据元属性。其中城乡居民健康档案基本数据集于2011年8月发布，2012年2

月1日实施。

电子病历是指医务人员在医疗活动过程中，使用医疗机构信息系统生成的文字、符号、图表、图形、数值、影像等数字化信息，并能实现存储、管理、传输和重现的医疗记录，是病历的一种记录形式。2009年12月，卫生部、国家中医药管理局联合颁发了首部国家级具有中西医结合特点的《电子病历基本架构与数据标准（试行）》。此标准试行以来，在促进区域范围内患者临床信息共享、医疗机构之间互联互通和协同服务等方面发挥了积极的作用。

为了更好地适应新医改及卫生信息标准化发展的需求，结合标准试行以来的应用实践，2011年6月由卫生部统计信息中心负责牵头，组织有关单位与专家共同对2009年版的《电子病历基本架构与数据标准（试行）》中的"电子病历基本数据集"标准进行了修订，并于2012年5月通过标准委员会会审，形成"电子病历基本数据集"报批稿。新修订的"电子病历基本数据集"将电子病历按照业务域分为病历概要、门（急）诊病历记录、住院病历记录、转诊（院）记录及医疗机构信息五大业务域，每个业务域又包含若干个业务活动记录。最终形成了包含5个业务域、17类业务活动、58个业务活动子集的电子病历基本架构（图6-6）。16类业务活动分别是：病历概要、门（急）诊病历、门（急）诊处方、检查检验记录、一般治疗处置记录、助产记录、护理操作记录、护理评估与计划、知情告知信息、住院病案首页、入院记录、住院病程记录、住院医嘱、出院小结、转诊（院）记录、医疗机构信息。

（七）居民健康卡技术规范

在卫生信息化建设总体框架中，居民健康卡是卫生信息化建设的重要环节，可连接电子健康档案、电子病历和国家、省、市三级信息平台，实现居民跨业务系统、跨机构、跨地域持卡就医"一卡通"，是通过整合推动卫生信息化建设成果直接服务群众的重要载体。2011～2012年，卫生部陆续印发了《居民健康卡技术规范》《居民健康卡管理办法（试行）》，以及用户卡、安全读取模块卡、终端、密钥、资质管理、产品检测共六大类15项技术规范与管理办

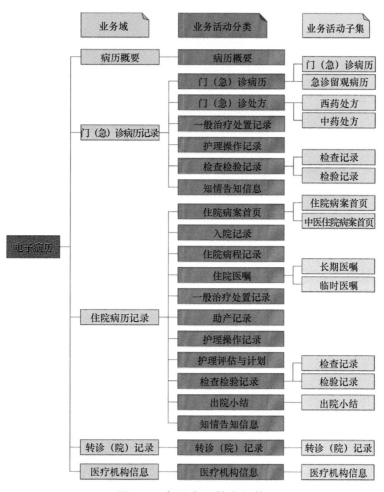

图 6-6 电子病历基本架构

法，涵盖了居民健康卡制作、发行的各个方面和环节，建立完善了居民健康卡发行标准与规范体系，为统一标准、安全高效地推进居民健康卡建设奠定了坚实基础。

《居民健康卡技术规范》统一制定了居民健康卡号编码规则、卡介质规范、卡面规范、卡数据规范、读卡终端要求、数据安全、卡应用7个方面内容，确立了居民健康卡技术框架，为居民健康卡在全国各地发行提供了统一的标准，确保居民健康卡在全国范围的互认识别和互联互通。

居民健康卡数据分为身份识别数据、卡识别数据、基础健康数据、管理数据四大类（图6-7），可以记录居民血型、过敏反应、凝血功能紊乱、联系

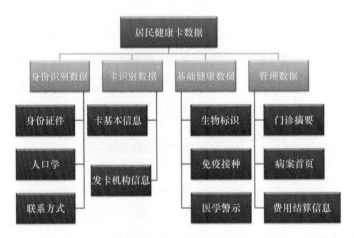

图 6-7　居民健康卡数据内容框架示意图

人信息等情况，方便紧急情况下对持卡人进行急救；也可以记录最近的门诊核心信息（5次）和住院核心信息（3次），方便医生了解持卡人既往情况及方便核算报销就医费用。

（1）身份识别数据：指持卡人唯一的身份标识，包括身份证件、人口学、联系方式等。

（2）卡识别数据：指与居民健康卡基本数据及发卡机构有关的数据，包括卡基本信息、发卡机构信息等。

（3）基础健康数据：指与持卡人急诊、急救相关的静态数据，包括生物标识、免疫接种、医学警示等。

（4）管理数据：指与持卡人基本诊疗活动有关的动态数据，包括门诊摘要、病案首页、费用结算信息等。其中，费用结算信息可以填写新农合住院结算费用。

居民健康卡的存储信息从功能上将逐步统一现有的新农合"一卡通"、医疗机构就诊卡、免疫预防接种证、妇女儿童保健手册（保健卡），方便居民预约挂号，方便查询疫苗接种记录、既往就诊保健记录、检查检验结果及开具处方、治疗工作，方便进行费用结算，提升百姓就医感受。

根据"人手一卡、服务一生、卫生通用、开放兼容"的建设思路，在保持主要功能、标准规范、密钥体系、管理主体不变的前提下，居民健康卡可与金融卡、市民卡等其他公共服务卡实现"多卡合一"，为老百姓提供便利的社会生活"一卡通"服务，其应用领域可以不断扩展。例如，未来持卡消费领域可扩展到居民的衣、食、住、行等日常生活领域。

第二篇
智慧医疗各论
——主要功能子系统

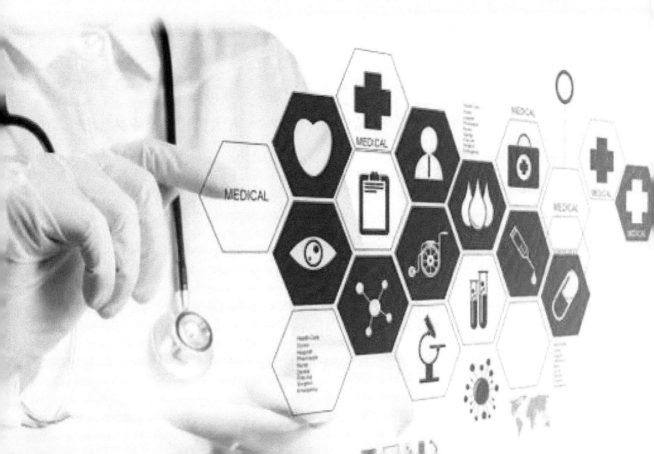

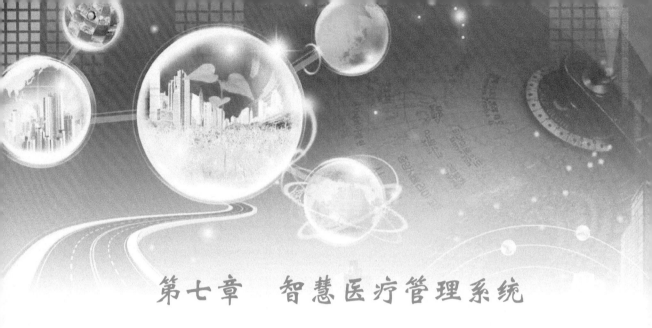

第七章　智慧医疗管理系统

第一节　智慧医疗介绍

2010年开始，国家及地方"十二五"发展规划陆续出台，许多城市把建设智慧城市作为未来发展重点，而智慧医疗是其中一个重要组成部分。

智慧医疗将物联网、云计算、数据传输共享交换、区块链等技术，通过局域网或城域网将医疗基础设施与院内系统进行融合，以"医疗云数据中心"为核心，跨越原有医疗系统的时空限制，并在此基础上进行智能决策，实现医疗服务最优化的医疗体系。智慧医疗的建成不仅可以有效缓解看病难、对医疗业务流程不熟悉的问题，还能促进机构与机构之间的信息交流与共享，使得患者转诊（院）时无须重复检查，医疗费用不再重复开销。

总的来说，智慧医疗是将用户、医疗器械、各大机构和企业整合为一个整体，同时把患者、医务人员、保险公司、系统开发商、药品供应商等紧密联系起来形成的医疗生态圈，以实现业务协同，增加社会、机构、个人的三重效益。同时，通过移动通信、移动互联网等技术将远程挂号、在线咨询、在线支付等医疗服务推送到每个人的手中，缓解看病难问题。

第二节　方案背景

随着人工智能、物联网、区块链等信息技术的快速发展及医疗信息化领域相关产业的日趋成熟，未来智慧医院信息化建设发展将呈现共性与个性并存的特点。一方面，医院常规医疗业务系统及运营管理系统经过多年发展，业务模式已趋于成熟，功能得以固化，市场上相关产品功能基本同质化，能够满足医院的日常需求。此类系统的发展已经从以往的功能扩充转变为通过技术手段不断提高系统的可靠性和安全性，以减轻医院信息部门的维护强度，使信息部门有限的人力资源投入到更有价值的工作中去。另一方面，随着医院服务理念的提升及对于临床研究工作的逐步重视，医院对于应用系统专业化和智能化的要求将日趋显现。针对医院特定人群、特定业务、特定需求提供具有针对性的智能应用将是未来智慧医疗发展的主要特征，其特点是智能、精准、迭代频繁，重视应用的个性化和创新性。面对变化，以数据为基础、以技术为核心、以个性化服务为导向，摸索、整合、重构未来智慧医院。

信息化体系建设，是积极拥抱技术进步、应对未来智慧医院及新型医疗联合体发展形势的重要举措。人工智能技术具有显著的溢出效应，将进一步带动智慧医院建设，加速推进新型医疗联合体发展，推动智慧医疗普惠大众，成为医疗供给侧结构性改革的新动能和实现健康中国战略目标的新引擎。

随着数据的不断积累、人工智能技术的不断发展，智慧医疗技术体系将不断完善、走向成熟，最终为人类所灵活运用。为了避免颠覆式发展对医疗机构现有业务活动带来的冲击，可通过将人工智能应用与现有应用相互融合共同服务于医疗业务的形式，逐步由半智能化过渡到全智能化，甚至是无人化。整个过程将由各智能应用的部署形成"智能节点"，替换原有流程上的各个节点，形成"智能单元"，最后由各单元链接形成"智能网络"，形成完整的智慧医院应用体系。

第三节　智慧医疗的发展

2009年4月6日，国务院正式发布了《中共中央国务院关于深化医药卫生体制改革的意见》（以下简称"新医改"），明确提出重点推进公立医院信息化建设，提高管理和服务水平，要求通过信息化手段，建立共享服务，在医疗服务所有环节里实现协同和整合。在2012中国卫生论坛上，时任卫生部部长的陈竺代表"健康中国2020"战略研究报告编委会发布了《"健康中国2020"战略研究报告》。该报告中提出"健康中国2020"战略研究需要科技支撑与领域前沿研究，因此智慧医院是未来发展的客观需要。

福建省委、省政府历来高度重视卫生事业发展，始终把卫生事业发展作为重大的民生问题摆在突出的位置。2013年7月23日福建省十三届人大常委会第四次会议通过的《关于我省深化医改卫生体制改革工作进展情况的报告》指出，"要加快居民健康信息系统的建设和功能拓展""大力提升医院信息化水平，逐步向精细化、智能化的系统过渡"。福建省前省委书记尤权在医改报告上作出批示，指出要加强省属公立医院管理体制改革，强化对省属医院的精细化管理；大力发展便民惠民服务，方便群众就医，全面开展以改善服务流程、改善服务环境、改善服务质量，积极推行预约诊疗、推行节假日门诊，开展社会评议医院为主要内容的"三改二推一评议"活动。

2017年《中共中央国务院关于深化医药卫生体制改革的意见》开启了新医疗体制改革。新医改提出了"四梁八柱"，其中信息化是医改的重要任务，而且是医改成功推进的重要保障。可见，随着医疗体制改革深入推进，医疗信息化已经成为医疗体制改革的重点发展方向。新医改的医疗信息化建设主要包括4个重点：疾病控制网络为主的公共卫生系统、健康档案为重点的信息平台、电子病历为重点的医院信息化建设、利用信息化技术促进城市医院和社区卫生服务机构的合作和远程医疗。

近年来，新医改促进了各大机构对医院信息化的重点投入。随着医院信息化浪潮的推进，国内大量企业纷纷加入了这场竞争中，协助推进区域医疗系统的建设。与此同时，行业内的并购也相应地有所增加。在我国，已有医院和信息企业开始共同研究智慧医院，甚至少数医院已经着手建设。例如，中国医科大学附属第一医院携手运营商建设智慧医院，医院各部门通过数字电路进行信息共享、视频会议与协同办公，患者能够接受短信导诊服务、检查结果通知、短信评议等服务，同时保证医院资源的最优配置，有效降低运营和管理成本。

我们认为，智慧医疗是个广泛概念，不仅仅局限于现有的医院信息化建设，还应包括医疗信息的互联网化，如各类寻医问药的网站、APP和微信公众号的应用，以及药剂医疗设备的物联网化，如医疗设备和耗材的管理、医疗废弃物的追踪等，还有远程健康监护、远程医疗等。由于国内公共医疗管理系统的不完善，医疗成本高、渠道少、覆盖面窄等问题困扰着大众民生，尤其以"效率较低的医疗体系、质量欠佳的医疗服务、看病难且贵的就医现状"为代表的医疗问题为社会关注的主要焦点，而智慧医疗建设对于提升医疗系统的运行效率、节约就医问诊的成本有非常明显的作用。

数字医院通过搭建一个继承管控平台，利用移动计算、智能识别和数据融合等技术手段，提高医院的信息化水平和综合管理能力，搭建对信息的集成综合管理系统，以数据共享为重点的数据融合平台系统和以网络信息为基础的远程系统。将各子系统集成在一个相互关联、统一协调的系统中，实现系统节能。另外，通过移动通信、移动互联网等技术将远程挂号、在线咨询、在线支付等医疗服务推送到每个人的手中，缓解看病难的问题。

第四节 需求分析

面对患者越来越高的要求，以及市场竞争的日趋激烈，医疗机构普遍面临着一系列的重要挑战：日渐上涨的医疗成本、日益提高的医疗质量与医疗安全要求、人口分布不均衡及社会老龄化带来的医疗资源紧张、医护人员的短缺及患者对医疗质量的要求越来越高等。

以某三级甲等医院为例，目前该医院现有床位2500张，年门诊量200多万人次，住院量8万多人次，年急诊量25万人次。在职员工3300多名，医生900多名，护士1500多名。该院面对这些挑战，希望利用先进的网络技术，建立一套集中控制的、优化的系统，以解决医院以下几个方面需求：

1. 建立全预约模式　在此模式下患者可以通过电话、网络、短信、现场和自助机等方式预约一周以内就诊的科室、医生及时间。如患者可通过多功能自助一体机完成自助办卡、自助挂号、自助预约、自助取药、自助结算等操作，减少排队等候时间。

目前各大医院普遍存在着看病难、挂号难和"三长一短"的问题，很大程度上是由于医疗资源没有被充分地挖掘和共享利用，数据难以传输和医疗卫生人才资源缺乏。例如，慢性病的患者去医院购买药品，或者复诊患者去医院做检查项目，往往需要重新挂号、排队、缴费，由医生开具处方后才能完成。这样的操作一方面浪费了号源，增加了患者就诊流程的复杂度，同时占据了医生的资源，而医生若想利用空余时间为患者提供服务，也缺乏足够的信息化手段支持。同时，我们发现尽管在医院信息化建设方面投入了很多，但患者却难以充分享受到信息化带来的益处。尽管医院信息系统、医技系统（LIS、PACS等）有丰富的数据信息，但是患者却缺乏便利的手段获取这些信息，常需来来回回去好几次医院。医院与患者之间存在着较为严重的信息不对称现象，即患者一旦离开医院，就存在信息交互的困难。

2. 医务人员移动办公的需求　对于医院管理层而言，现阶段花费一定的时间坐在办公室内调阅无数的医疗数据报表，无法进一步安排外出公务行程的局面是普遍存在的问题。如何让管理人员只需持着手机，即可在院内院外任何地方查询到本医院的收入及运营情况，将原有手工模式转变为信息化业务模式，从而提高医院整体管理水平与医院运转的效率，达到提高医院经济效益与社会效益的目的，也是智能化需求考虑的方面。

3. 实现临床病历的无纸化、标准化　医生可以利用便携的平板电脑进行移动查房，可随时在患者床旁调阅患者病历、检验检查报告单；通过采用平板电脑技术，实现体征信息采集、医嘱处理、健康宣教、护士巡视、血糖监测等无线护理，实现更加高效准确的治疗与看护和更强的医务人员协同工作能力，并降低整个机构的运行开销。

第五节　功 能 概 述

（一）患者导航

患者导航界面显示当前医生所主管患者或全科患者列表，以卡片式风格直观地展示患者的重要信息（如性别、入院天数、主诊断等），用各种的图标颜色体现不同的护理等级，支持手指上下滑动进行翻页查找患者。

（二）患者信息查阅

目前医院的各大应用系统均记载了患者的部分就诊信息，但是医院数据的标准和维护的标准没有统一起来。例如，当前已有的医学信息相关标准有HL7、CDA、DICOM、OpenEHR和ICD-10等，涉及各大医院的HIS有门（急）诊管理信息系统、住院管理信息系统、药品管理信息系统、实验室信息管理系统、心电信息管理系统、手术麻醉管理与重症监护系统、电子病历和医学影像信息系统等。因此，该部分的最终目标是能够在平板电脑上查询患者的基本信息及住院信息。

1. 患者主索引　若患者的就诊信息，如处方、影像报告等没有得到统一，那么电子病历的数据整合也难以实现。因此，必须要建立全院统一的患者主索引，能够从各种不同的子系统中取得患者的信息并进行组织，串联起所有患者相关信息，包括基本信息、过敏信息、家族病史、历次诊疗信息、检查检验信息、患者主管医生、历次电子病历、收费情况（门诊、住院）等患者信息，并以此为基础实现医院数据层面的整合，包括电子病历的数据整合及医院业务和管理数据的整合，同时提供一个搜索引擎，提供给其他应用程序对患者的智能搜索功能。患者主索引也是客户服务、成本核算、病种分析、决策支持等管理的重要主线。

2. 患者集成视图　是基于临床数据中心实现患者诊疗信息的统一展现，横向以时间轴的方式显示患者的体征、医嘱等信息，纵向是以诊疗事件顺序来显示相关诊病信息，如检验及检查报告、手术记录等信息，支持报告的趋势分析、历史报告对比分析等功能。因所有的数据都来源于数据中心，没有直接与业务系统交互，不仅效率上有保证，而且也避免了影响临床业务系统性能。基于Web方式实现，可方便其他系统直接调用，如远程会诊。

3. 字典同步更新引擎　通过集成平台消息处理机制实现HIS与LIS、PACS等业务系统间的字典同步，数据间的处理采用消息推送机制，即数据字典在HIS中发生变更时，HIS调用集成平台的WS接口发送消息进行通知，集成平台再将消息转发给LIS、PACS，LIS、PACS接收到字典变更的消息后，自行调用集成平台上相应的获取数据的WS接口实现字典同步。

4. 信息集成门户　医院信息平台是一个包括了众多软件、硬件技术，涉及多厂家产品，从网络、安全、存储、计算到中间件和应用的复杂异构环境，而且随着信息建设的深入和持续优化与发展，这个复杂庞大的基础设施还会不断演进，在产品、技术和网络结构、业务关系上不断发生变化。因此，要求针对该环境进行管理的系统具有良好的可扩展性，能够将下层网络的复杂度有效地通过抽象屏蔽起来，向上层应用和运维流程开放稳定的接口。

（1）移动医疗平台：以医院HIS和综合管理信息平台等为基础，利用4G/5G无线网络和智能手机终端等新技术手段，建设移动医疗服务平台，通过企业数据总线对接医院HIS，满足医院基于移动端的信息化应用对安全管理的要求，扩大医院医疗信息系统服务覆盖范围，提升医院服务效率和管理水平。

（2）移动医生查房系统：结合无线网络和平板电脑的优势，通过4G/5G无线网络保持与医院HIS的实时连接，形成一个实时、动态的工作平台。医生通过便携的平板电脑进行移动查房，可以随时在患者床旁调阅患者病历、检验检查报告单，实现了将医疗信息系统延伸到患者床边，使医疗服务真正做到"临床"，从而获得高效率、高质量的床边探视，也提高了患者的满意度。

系统优势：①优化流程，提升工作效率。电子病历的制作能够让医生在患者床边便可调阅其相关就诊信息、影像报告和检验报告，利用该信息化手段不仅可以简化医生的工作流程、减少工作强度和压力，提高查房效率，还能在很大程度上降低医疗差错，减少医疗事故的发生，提高医疗质量。②医疗服务移动化以无线网络为载体，结合平板电脑的优势，将医院HIS延伸到床旁，使医疗服务真正"移动"起来。③降低医疗成本、杜绝资源浪费。通过移动查房系统，实现了无纸化查房，节省了纸张成本和打印耗材的支出。④提高患者满意度，提升医院竞争力。通过结合无线网络、平板电脑的移动查房系统，使医生能有更多的时间进行专业的医疗服务，能给予患者更加人性化的服务，提高了患者满意度，从而不仅提升了医院信息化建设，也提高了医院的社会声誉和行业竞争力。

（三）医嘱管理

实现医生查房时利用平板电脑进行床边医嘱查询、下医嘱、停医嘱等医嘱操作。

医嘱查询和停医嘱：实现在平板电脑上实时、动态地浏览患者的医嘱信息，数据与HIS保持实时同步，以仿纸质医嘱样式直观、自然地展示，支持以平板电脑的缩放手势进行界面的放大缩小，以及左右滑动手势进行医嘱类别的切换，同时支持单击某项医嘱进行相应的医嘱处置（如停医嘱、发送等操作）。

医嘱录入和发送：系统支持以拼音首码方式快速选择医嘱项目、支持利用模板来快速开单，大部分项目以选择的方式录入，以加快下医嘱速度，医嘱录入数据实时写入数据库，与HIS保持实时同步。

（四）病历和护理记录浏览

系统支持动态地获取患者已书写的病历，病历内容及界面展示风格均与智业电子病历保持一致，同样也支持用平板电脑的缩放手势进行界面的放大缩小，以及左右滑动手势进行病历类别的切换。

（五）检验、检查报告调阅

实现利用移动查房系统在床旁快速调阅患者的检验、检查报告，报告的显示风格与检验系统、影像报告系统提供的报告一致，系统支持影像报告定位、夹角等影像图片操作。

（六）手术排台查询

通过与手术麻醉系统建立接口机制，实现通过平板电脑随时随地浏览手术排台信息，数据实时同步，提高医生工作效率。

（七）临床路径查询

通过与临床路径系统建立接口机制，实现通过平板电脑随时随地浏览患者信息的临床路径情况，数据与院内HIS实时同步。

（八）电子申请单书写、查阅

实现通过平板电脑录入、查询检查和手术等电子申请单，支持从电子病历、LIS、PACS接口获取相关数据，并与HIS实时同步。

（九）物联网患者监护系统

在医院里，精神病患者、高龄患者、行动不便患者、行为管制患者（如服刑患者）等（即所谓失能、失智的患者），由于缺乏行为自理的能力，需要医院对其进行全面的跟踪管理。但是，医院的人力毕竟是有限的，而且缺乏先进的技术手段，尽管医院进行了大量的工作，但医护人员工作压力较大，总会出现一些疏忽，甚至发生精神病患者逃出医院伤人、老年病患者走失等较为严重的事故。

本系统为院内精神病患者、高龄患者、行动不便患者等各类自理能力不全患者的护理工作而设计，可保障医患人员安全，提高护理效率和质量，广泛适用于高龄患者监护、精神病患者监护及各种养老院、护理院的日常监护工作，能起到提高人员安全保障、提供监护工作依据、减轻工作人员压力、节省院方工作成本的作用。

（十）系统监护或监测的对象

患者——失能失智患者及其他特定患者。

护工——部分医院可能需要对护工采取必要的管制措施。

床位状态——患者是否在床位上，是否脱离监护或管制的状态。

体征状态——患者的基本生命体征，包括呼吸、脉搏、睡眠等。

位置状态——定位跟踪患者的物理位置，实时监控其"在哪里"。

报警求助——患者遇紧急状况，通过本系统发出警报，护士、护工可通过智能胸牌接收求助信息。

物品药品管理——系统可将各类医疗物品、器械纳入统一管理。

系统以医疗物联网和医疗无线网络为基础，通过患者佩戴的智能监护腕表、医护人员的智能胸牌及各类物品上的物联网标签实现对患者的监护和对物品的管理。只要监护对象处于医疗物联网覆盖范围，即可以被定位追踪。

第六节　主要功能介绍

（一）导航界面

导航界面包含患者导航和科室消息提醒两个界面。患者导航界面主要显示本科室所有在院患者，可直接通过扫描腕带或查找定位方式定位患者，并选择需要的操作功能。科室消息标签页主要显示科室消息。

（二）体征信息管理

体征信息录入：通过体征录入功能，实现在病房通过移动护理系统进行数据采集，并实时上传至护理病历系统中，自动生成体温单。体征录入信息包含患者体温、大便次数、血压、尿量、术后天数及药物过敏等。

体征信息查询：是用来查询患者某一天所录入的体征记录信息，并支持修改某个时间点的体征信息。

（三）医嘱管理

1. 查询医嘱 可以查看长期医嘱、临时医嘱、当日新开医嘱、当日停医嘱、执行完的医嘱及医嘱执行时间、执行护士、执行状态等信息。例如，可以查看当日某个患者哪项医嘱已经执行了、哪些医嘱未执行等。还可以查询某个药品是否被停医嘱。

2. 医嘱执行 护士在给患者发口服药或进行治疗、检查、检验、护理时在移动护理系统上勾选相应的项目并执行操作，移动护理系统会记录执行人、执行时间等，同时移动护理系统会记录护士工作量。其中给患者发口服药时可以按早餐、中餐、晚餐、其他等时间段进行过滤筛选，避免护士从众多药品中一个个查找。可以查看该医嘱项目下所有的患者，选择患者后可以批量执行该医嘱项目。

（四）常用项目材料扣费

系统支持通过移动医护系统扣除常用项目的材料费。

（五）用药管理

1. 药品接收 支持单个药品接收和整批药品接收模式。例如，该药箱装有10个输液袋，先刷外箱条码，会显示10个输液袋的记录，再单独刷输液袋的条码，若该输液袋属于该外箱，则药品清单中会减少这一笔记录；若该输液袋不属于该外箱，则会显示错误条码。接收完毕后单击"确定"即可。

2. 用药核对 在摆药完成后使用移动护理系统对每个患者要使用的药进行打钩核对，查看是否正确、有无遗漏。这是双人核对的第一步，同时记录护士工作量。

3. 配药确认 配药前使用移动护理系统扫描药品上的输液卡进行核对，查看是否有被停医嘱的药品。如果某个药品被停医嘱，移动护理系统会提示是否要继续配药给患者使用，如果要继续给患者使用则单击"确定"，药品照常使用。如果不给患者使用则单击"取消"。这是双人核对的第二步，同时记录护士工作量。用药核对和配药确认必须由不同护士来执行。

4. 用药执行 当护士给患者输液和静脉注射时使用移动护理系统进行执行核对，核对该药品是否给该患者使用，避免因给患者用错药而发生医疗事故，同时记录执行护士、执行时间、药品信息等，也会记录护士工作量。

5. 用药查询 利用移动护理系统查询每个患者使用过的药，帮助医生和护士全面了解患者的用药史及治疗过程，同时在出现医疗事故时方便溯源。

（六）事务提醒

护士日常工作繁忙、琐碎，对于日常工作中需及时处理的事情很难记住，往往会造成待办事情得不到及时处理。事务提醒功能是通过事先设置好的任务计划，在满足条件时自动在移动护理系统上进行显示。事务提醒可以是体温测量提醒（如新入院、术后、术前或体温高于37.5℃等时）、大便异常患者信息提醒（近3天大便失禁、近3天无排便）、PPD试验提醒、明天生日的患者提醒等。

（七）健康宣教

可以实现在床边通过移动护理系统对患者进行健康宣教，系统记录各种疾病的注意事项，使护士的健康宣教工作轻松进行。

（八）护士巡视

当护士巡视患者时使用移动护理系统扫描患者腕带记录护士巡视操作。移动护理系统会自动记录巡视时间、巡视护士及巡视情况，同时记录护士巡视工作量。如果患者不在或者正在手术，也可以记录患者不在或其手术状态。考虑到晚上不影响患者，如果有房间号也可以直接刷房间条码进行整个房间巡视。如果巡视时操作有误，可以删除自己的巡视记录。

（九）血糖监测

在给患者测血糖时使用移动护理系统录入不同时间段血糖数据。对患者血糖信息进行脱纸的电子化记录，也可以将患者的血糖监测表打印出来供医生参考，这样就减少了护士手录患者大量血糖监测数据的繁琐工作。打印时可从报表中查找并打印。

（十）医技预约

医技预约功能主要是查看医技预约的单子是否打印和患者是否根据医技预约的单子做检查。

（十一）出入院登记

可以查看患者出入院情况和记录护士协助患者出入院的工作量。

（十二）护理记录录入

护士可通过移动护理系统直接录入护理记录信息。

（十三）护理路径执行

通过移动护理系统实现护理临床路径的护理项目执行、变异原因登记、添加分路径等功能。

（十四）患者基本信息和费用查询

该功能主要是通过移动护理系统实现患者基本信息、费用信息等的实时查询。

（十五）护理工作量统计

主要实现护士对医嘱执行明细的工作量统计，用户可以通过日期范围、下拉框等选择需要查看不同护士在指定时间内工作量明细的统计。

（十六）辅助管理系统

可以规范医疗服务的相关流程及记录格式，使医嘱、诊断说明、诊疗及用药建议等简明扼要，同时也为构建和完善电子病历及患者健康档案打下坚实的基础。

辅助管理系统主要功能：

1. 推荐用药模块　患者在就诊时，医生通过使用医生工作站（包括门诊工作站和住院工作站）给患者开出诊断以后，系统根据诊断给出医生建议使用的药品的作用。

2. 安全用药模块 包括门诊处方和住院医嘱两个功能页面，安全用药检查可对门诊处方或住院医嘱上的所有药品进行安全检查，不仅检查推荐用药列表中的药品，也检查不在推荐用药列表中的其他药品；安全用药检查功能除了药品与患者情况的交互检查外，还会对处方中药品之间的禁忌作用进行检查。

3. 医疗咨询报告模块 该模块集成在医生工作站中，以提高医疗服务质量为目标，为患者提供全面的医疗健康咨询报告，包括诊疗缺失提示等临床医疗质量提示、慢性病管理、疾病预防措施等民众基本医疗健康咨询功能。

第七节 挑　　战

挑战1：多院区割裂的医疗信息系统、HIS孤岛、医疗信息碎片化。

挑战2：医院服务器和数据库加剧膨胀，服务器、机房及医疗信息接口等成本大幅攀升；众多的业务运行在不同的服务器上，竖井式的部署导致医疗信息系统资源使用效能不高，造成资源浪费。

挑战3：医疗信息系统数据库与服务器分布在不同的院区、各自独立的硬件平台，不仅增加了HIS架构的复杂度，还给集中运维管理带来不便。

挑战4：医疗应用高度要求数据的一致性和完整性，但当前同步机制对数据实时性、完整性和一致性存在不利影响。

第八节 解决方案内容

一、建设思路及范围

为实现新医改方案中提出的关于卫生信息化建设的战略构想，真正做到以患者为中心，缓解看病贵、看病难的问题，使患者在较短的时间内接受治疗、支付基本的医疗费用，就可以享受安全、便利、优质的诊疗服务。

　　医院借助新的信息化手段，挖掘现有HIS和医疗资源服务潜力，提高医疗服务质量，避免医疗差错与事故，提高医院的社会声誉和行业竞争力。充分考虑未来系统平台的软、硬件扩展性，采用云计算的新型服务模式，顺应云计算等未来化先进技术趋势，打造具备先进技术的智慧医疗云平台。

　　充分利用中国4G一体化网络，同时积极推进5G部署与建设，为医院的移动信息化应用提供基础保障；搭建起两个平台，部署七个应用。两个平台包括医院信息集成平台、移动医疗平台；七个应用是指掌上医院、移动查房、移动护理、移动输液、移动办公、自助一体机系统、全渠道预约挂号，同时在基础设施和云服务的支撑下建设医院专享私有云平台。

二、信息化应用建设方案

　　一个完善的HIS通常由许多子系统组成，牵涉众多的专业领域。然而这些系统通常是随着医院的发展需求逐步建设的，且来源于不同的厂家，基于不同的技术，缺乏统一的信息交换标准，已经逐渐成为制约医院数字化发展的主要障碍。为解决当前医院信息资源缺乏有效共享、应用缺乏有效集成等问题，需要建设一套基于面向服务体系结构（service-oriented architecture，SOA）的HIS集成平台。该平台能有效地将医院各类信息系统及信息资源集成起来，以统一的方式访问各类数据和服务，解决各类系统异构集成和信息互联互通问题，防止出现孤立系统，实现信息资源的共享，提升信息系统的安全性和扩展性。

　　1. 信息集成平台架构　　医院集成平台采取当前先进的三层架构体系技术来实现。按照三层体系结构的要求和系统建设的目标，由用户层、业务逻辑和数据层构成三层系统模型。基于SOA而构建，并具备易部署、易管理和易使用的特点，各系统通过发布和获取服务来对外提供和获取信息。

　　医院数据集成平台数据采集转换适配服务器是基于Orion Health Rhapsody集成引擎进行开发设计，主要用于实现全院应用系统互联互通的需求，主要任务是以满足临床信息、医疗服务信息和医院管理信息的共享和协同应用为目标采集相关业务数据，并对外部系统提供数据交换服务；提供支持HL7标准的消息传输机制，建立服务之间的通信、连接、组合和集成的服务动态松耦合机制，为集成遗留系统和新建基于SOA的应用系统的服务集成提供了支撑。并在此基础上，开发面向应用的业务适配器组件，实现各集成应用之间可管理的接口透明，为医疗应用提供便捷、一致、安全并符合标准的丰富接口，保证服务之间信息的可靠传送，实现不同操作系统、不同数据库、中间件运行平台及其基于这些平台之上开发的应用软件的业务集成。

（1）数据中心建设：该医疗集成平台数据中心建设符合国家卫生健康委员会基本数据集等标准规范的基础数据库，以实现医院各业务系统信息互联共享；支撑医院等级评审、BI决策分析等方面的数据挖掘需要，支持业务平台数据信息存储与交换。数据中心建设主要包括标准化基础数据中心、业务交换信息库、运营数据中心、临床文档信息库。

（2）业务总线建设：医院数据集成平台业务总线引擎支持采用医疗行业专用的消息集成中间件Orion Health Rhapsody，它内置HL7消息中间件引擎，遵从国家卫生健康委员会最新HL7 CDA标准，能实现消息传输与XML标准格式转换，可通过协议适配器支持不同接口数据连接，拥有智能路由、数据同步、安全管理等功能。

2. 主要组件与功能 统一身份认证服务平台包括统一身份管理与授权管理。身份管理和授权管理是访问控制的前提，身份管理对用户的身份进行标识与鉴别；授权管理对用户访问资源的权限进行标识与管理。统一身份管理与授权管理系统作为安全管理中心的一部分，部署于安全管理区域。

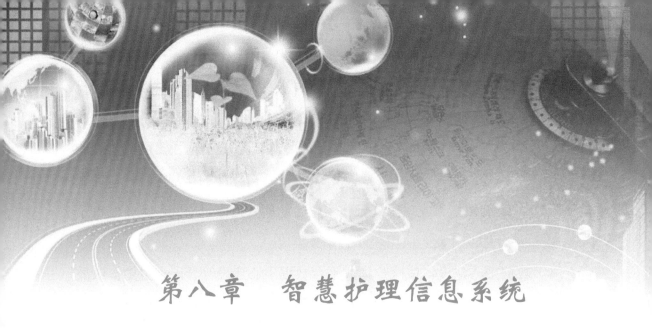

第八章　智慧护理信息系统

人们的健康意识日益增强，也加大了从事卫生服务行业人员的工作压力和工作强度。尽管如今各行各业都竞争激烈，工作压力大也成了司空见惯的现象。但是毫无疑问，压力会在很大程度上影响人的身体健康和精神状态。在压力大的情况下，人容易出现消极的心理情绪，影响工作效率和质量，尤其是对于医务人员来说，工作场景的特殊性、对生命的责任感和极大的心理压力，都易导致他们出现不同程度的疲惫感和情绪低落。

护理一直是卫生保健系统的重要组成部分。护士在挽救生命、抵御疾病、缓解疼痛、促进健康方面发挥着不可或缺的作用。护理工作者不仅需要有爱心、细心、耐心和责任心，更需要严谨的科学态度和实际应用能力。今天，随着人们健康需求的不断增加和多样化，只有当护士更好地将体力和脑力结合起来，才能真正树立健康护理的风向标。因此，良好的身体素质和实践知识是成为合格护士的必要前提。

第一节　护士工作压力

（一）工作压力的现状

随着工作压力越来越受到管理者的重视，研究者们也从许多方面进行相关研究来分析护士这一特殊群体的工作压力，目前主要集中在压力的发生原因、体现形式和发生后的应对策略等方面的研究，而着手进行干预措施来阻挡压力深化或发生的研究较少，通过靶向选择现代信息技术有针对性地帮助临床护士解决问题，切断护士工作压力发生的源头之一，从而起到减少护士工作压力发生发展方面的研究几乎空白。这种前移式靶向干预阻断进展途径的方式，也为未来管理类的研究提供了一种新的思考方向。

我国护理队伍面临着人力资源缺乏较为严重的现状，而社会对护士的技能需求还在不断拓展，工龄高的护士起点较低，基础知识底子薄，后期学习进展慢，工龄低的护士在校培养周期延长，导致临床护理队伍处于发展的瓶颈期。而护理又是与生命息息相关的职业，必须保证质量向前运转，绝不允许客观的原因影响生命的照护。如果现今仍然将研究局限在单纯地分析护士在出现职业压力后的表现形式、自我应对方式等方面，并不能很好地解决护理队伍面临的困境。有研究结果显示，"临床护士工作量太大""担心工作中出现差错事故""无用的书面工作太多"这三项都与临床护士的工作量观察记录数据分析结果一致，如果人力不足又没有其他辅助手段，查对过程全部靠护士人工完成，日复一日、年复一年，难免会增加无形的压力，担心出现差错事故；护士还需要手工书写记录大量的文书表单，进行重复性的劳作和一些非护理性操作项目等，护理工作范畴越来越大却只能分给人手不足的护士承担，使得她们承担了更多的压力，在脑力和精力都有限的状况下，影响睡眠和生活质量，使得工作和生活之间形成了恶性循环。

因此，在有限的人力资源状况下迫切需要着手进行护士工作压力干预措施的相关研究，尤其是运用这种前移式靶向干预措施，有针对性地借助现代信息技术来阻断护士工作压力的进展，有效减少护士工作量、提高工作效率、提升工作准确度，进而达到缓解护士工作压力、提高护患满意度的效果，促进护士群体健康的可持续发展。

护士毕竟是社会群体之一，是一个独立的社会人，其状态受身体、心理、环境、家庭等多方面因素的影响，其靶向干预措施也可以选择举办社团活动或心理疏导等其他手段，并不仅仅将干预措施局限于现代信息技术。

未来建议与多地区及多家医院管理部门合作，分别实施这种前移式靶向干预阻断进展途径的方式，收集获取更广更大样本的数据并分析结果，也可将这种管理方法进行推广，各家医院自行设计个性化应用，惠及更多护士群体，并进行追踪性评价。

（二）工作压力产生的因素

工作压力产生的具体原因在学术界还没有完全统一，但基本上是相同的，研究学者通常将工作压力的产生原因归结为以下三个主要因素。

1. 个体因素　主要从个体内在原因来解释为何相同的工作会给不同的人带来不同程度的压力，而不同的事件又会对相同的人产生不同程度的压力，即工作压力是因人而异和因事而异的。这主要包括个体的自尊感、个性的坚韧度、对变化的容忍度、自我效能感或自我中心主义等方面。

2. 工作环境与工作自身因素　人的存在离不开环境的存在，人与环境是相辅相成、相互影响的。研究发现，造成工作压力的工作环境因素包括时间压力、角色冲突、角色模糊、工作自主性低、控制力低、参与度低、组织氛围差等，工作本身的特点带来的压力也包括工作量、工作的乐趣、工作的丰富性。研究还表明，工作的负荷越高或工作的趣味性越低，个体感受到的工作压力越大；而工作的丰富性越高，工作压力就越低。

3. 社会因素　社会是环境和个人生存的基石，而社会的影响也是工作压力的一个重要方面。这些主要因素包括双重职业的个体、社会竞争的加剧及社会角色的变化。此外，政治的确定性、经济的稳定性等也会影响社会人民的工作压力。例如，整个国家的政治状况是不确定的，宏观经济形势不理想，或者政策造成的经济不确定性会影响个人的工作压力。

（三）护士工作压力的表现

早在20世纪80年代，美国国家职业安全与健康研究所就将护理行业列为最容易罹患压力相关疾病的40个行业之一。中国也有大量研究表明，护士是中国最常见的高压力职业之一，与其他职业表现相同。护士的工作压力主要表现在生理、心理和行为三个方面。

1. 生理方面　　工作压力在人体生理中的表现是不健康症状和疾病。护士作为一个特殊的职业群体，长期承受着各种各样的压力。护士的工作压力会使其身体不适，易患各种疾病，损害护士的健康，如出现失眠、睡眠障碍、头痛、肌肉疼痛、经常感冒、身体疲劳、消化不良、消化道溃疡、胸闷、焦虑等症状或疾病，严重者甚至可引起代谢相关的慢性病或冠心病等疾病，危及护士的生命。

2. 心理方面　　生理和心理是一个人不可分割的两个重要方面，相互作用、渗透和交融。护士作为一个独特的社会人，承受着自身工作压力带来的心理压力，同时也需要对患者和人们进行及时有效的心理护理，这也是医院管理者和心理研究者所关注的问题。护士的工作压力会使护士产生紧张、不安、担心、疲劳、无助等消极情绪。严重的工作压力甚至会导致护士对注意力不集中、工作效率低下、自信心不足等心理不适的问题漠不关心。其他影响护士心理健康的情感问题，最终也会影响护士身心的健康发展。

3. 行为方面　　行为是一切思想的最终形式。工作压力会对护士的身体和精神产生不利的影响。最后，它会以行为的形式表现出来，并会表现出消极的情绪或恶劣的行为，如易怒、冲动、蔑视。如果这些情绪和行为得不到很好的缓解，最终会影响护士的身心健康，影响个人的工作表现和发展前景。它还会影响医院的护理质量和安全，埋下医疗安全隐患，降低患者和社会的满意度。

第二节　护理信息化建设

护理信息化建设在我国的研究现状反映了当今社会科学技术的第一生产力。利用现代科学技术手段，可以显著提高各种社会活动和工业生产的效率。信息化是利用现代信息技术改造和重组传统产业的一场革命。当前，信息化浪潮在各行各业的洗礼下，不可避免地冲击着医疗卫生行业传统管理模式和服务管理理念。它已成为各大医院建设和发展的重中之重，成为一个医院管理水平和整体印象的重要标志之一。

医院信息系统是使用计算机软、硬件设备和网络通信技术等先进手段为患者提供护理服务，为医院部门的授权人员提供护理信息，以及为管理员的行政和其他事务提供处理与管理功能。该系统能够帮助护士记录、提取、处理、查询、存储和交换数据，以降低劳动强度，提高工作效率，协助医院管理。目前，医院信息系统已成为现代医院必不可少的设施，也是医院质量的一种表现形式。

护理信息系统是指由医院护理人员、计算机系统对临床护理技术与医院护理管理的数据进行收集、整理和存储，属于医院信息系统，是现代信息技术与传统护理相结合的产物，具有护理书写、查询检索、统计分析、更新存储、资源共享等功能。它的建立和完善，改变了传统的护理工作模式，提高了护理质量和效率，使护士更好地为患者服务，促进医院护理管理的规范化、科学化。

护理信息化建设是医院护理技术的重要组成部分，也是医院管理的必然趋势。信息技术与护理活动的紧密结合是新时期护理工作的重要特征。一方面，护理信息系统是护理信息化建设的重要组成部分，可实现基本医疗信息、检验信息、成本信息等的查询与管理。另一方面，综合信息管理系统包括调度管理、人力资源管理、护理安全管理、绩效考核管理等标准管理与应用。

据报道，中国最早应用护理信息是在20世纪80～90年代。早期，美国英特尔公司也开发了一种用于家庭护理的无线传感器网络系统，使患者更容易得到护理。在美国、德国、澳大利亚等发达国家，已有文献报道建立了临床护理知识库体系，对护理诊断、护理措施、护理效果等进行分类并应用于临床护理实践。结果表明，该系统能够保证护理质量，有效提高护理文件质量，促进电子护理文件的发展。在我国，信息化建设特别是护理信息化建设起步较晚。虽然少数大型综合性医院开展了护理信息化建设，但大多集中在实施相对分散的心电信息系统、实验室信息系统、放射学信息系统、图像存档与传输系统、手术麻醉信息系统等，鲜有医院采用全面系统的护理信息化建设方法和策略的报道。

第三节　智慧护理信息系统的研发与应用

目前，我国护理信息化建设和发展正处于爬升期的初级阶段，各医院的信息化水平也参差不齐。作为不同医院的管理者，他们不断地学习相关经验，将先进的知识引到国外。但基本趋势类似于移动护理站、手推车、平板电脑等。很少有医院会首先考虑医院自身的定位，找出问题的根源，然后重点介绍或开发相关信息。

智慧护理信息系统功能从门诊入院办理延展到出院随访管理，应包括入院阶段、住院阶段、出院阶段三个阶段，内容涵盖八大阶梯（阶梯一：预约挂号；阶梯二：辅诊宣教；阶梯三：医嘱执行；阶梯四：文书书写；阶梯五：护理评估；阶梯六：健康教育；阶梯七：康复指导；阶梯八：慢性病管理），实施交叉应用与管理，涵盖全程护理。该系统同时包括医护人员端和患者端，同步信息交互，分为重点功能区域和辅助功能版块，具备智能识别纠错、生命体征快捷采集录入、电子文书半结构化交互书写、护理知识库更新、多模式健康教育、床旁电子阅片、查询检索、统计分析、更新储存、资源共享、休闲娱乐等多种功能，对护士工作压力的最主要根源因子进行重拳出击，以有效减少护理人员进行的简单而重复的护理劳动，使其在单位时间内能完成更多传统工作量，提升护理效率、护理工作的准确率和患者满意度的效果，对促进医院科学化护理管理也具有重要指导和实践意义，最终实现减少护士工作压力的目标，我们相信这也将是如今和未来新兴的研究思路和实践方向之一。

目前全球各个行业都在关注员工工作压力的问题，医护行业在流失缺口不断增大的现状下，更是陷入人力资源越不足、工作压力越大，工作压力越大、人才流失越多的恶性循环困境。如何帮助医院护理管理者稳定护理队伍，提高工作效率和质量，减轻护士工作压力，并达到保证和提高多方满意度的效果，是医院管理者亟待解决的问题。

第四节　主要组成部分

智慧护理信息系统的主要组成部分为移动护理系统。它是基于移动端设备的便携性和腕带标签的智能识别，实现患者身份识别无差错、用药无差错、护理工作可量化，帮助病区护士在护理业务中实时获取患者临床信息、准确确认执行医嘱，有效实现闭环医嘱，做到患者在正确的时间得到正确的治疗。

与此同时，系统建立了科学的人事管理模型、教育培训模型、绩效考核模型及层级管理模型，指导医院人力资源的科学配置。构建全员、全面、全程护理质量管控体系，强化环节管理，促进医疗护理服务与质量管理的规范化、专业化、人性化、精细化，提高护理管理者的工作效率，改善医疗护理服务，提高医疗护理质量，为医疗护理安全提供有力保障。

医护工作站移动化，将医护工作站从桌面应用推向移动应用，实现床边医护采用条码识别技术，减少医疗差错和事故，提高工作效率，改进给药环节等流程，减轻医护人员的工作强度，采用无线移动计算机优化信息存取流程，加强医院管理效率和力度，保证医院医疗质量，实现"以患者为中心"的医院管理理念。

移动护理系统功能主要包括：

（1）移动工作站：基本信息管理和查询、医嘱执行情况查询、电子三卡（输液、匹配、口服）信息同步、护理文书书写、患者伤病评估、备注提醒、生命体征录入。

（2）PC端工作站：基本信息查询、生命体征查询、医嘱信息查询、医嘱信息录入、手术信息查询、评估信息查询、移动会诊、临床检查报告查询。

（3）移动式的管理功能：护理管理者可以及时、有效、全面、动态地了解整个病区患者的信息、护理工作量，有效安排护理人力资源，移动实行任务管理。

（4）全过程用药安全监护：接受医嘱—自动审方—自动编号—记账收费—护士站扫描—患者（全程动态监控）。

（一）移动护理系统—使用效果

1.针对医生　查房、重症监测、抢救。

（1）随时随地获取有关信息：①病历、医嘱、检查化验结果、影像报告；②诊疗规范、操作指南、临床路径、参考文献、知识库。

（2）随时随地传送有关信息：①生命体征、检查化验结果；②病情描述、各种申请。

（3）语音传呼，实时会诊。

2.针对护士

（1）实时三查七对：操作前查、操作中查、操作后查；对姓名、对床号、对药名、对剂量、对浓度、对时间、对用法。

（2）实时床边采集患者生命体征：体温、呼吸、血压等。

（3）实时核对最新医嘱变化：执行医嘱时与最新医嘱进行核对，防止差错。

3.总结　移动护理作为医院信息化建设的重要方面已经得到了各医院的重视，尤其是在智慧医院建设和评审中占有很大比重，它的成功应用关系到后续智慧医疗、智慧医技、智慧管理、智慧后勤等一系列工作的开展。所以，通过移动护理系统的建设，本书认为有以下几点需要着重考虑：①关于无线网络的部署一定要考虑到后续的可扩展性，要满足未来业务发展的需求，如医疗物联网、医疗遥测、定位等需要，无线设备要有相应的扩展模块，避免重复投资。②在移动护理软件应用方面，尤其要考虑到和医院信息系统的统合问题，尽量做到数据的高效共享和流通，避免重复输入。③在意识形态方面要让临床人员认识到无线、移动应用在提高工作效率和提高医疗质量方面的重要性，以及在智慧医院建设中的关键举措。

（二）平台架构

医院信息平台是临床各类信息子系统的非结构化数据，如医院信息系统、临床信息系统、检验信息系统、电子病历系统中的数据高度集成，以协助医务人员在集成平台上能够随时访问所需的临床数据，从而及时、有效地做出临床医学决策。医院信息平台是在医疗行业专门的、更高程度互操作性要求下，依据已经存在的各类子系统、数据形态而生成的一种产品化解决方案。随着医院信息化的发展，建立的医疗信息系统越来越多。网状式的系统接口难以管理，系统间的高耦合度难以消除。医院信息平台建设成为我国医院信息化发展的主要趋势及现代医院建设的主要任务。以广州市某三甲医院为例，该院2012年开始进行基于信息平台的电子病历项目的改造建设。经过5年时间，医院基本实现医疗信息系统的互联互通，建立医院信息平台，形成临床数据中心。医院信息平台架构见图8-1，可为其他医院提供借鉴。

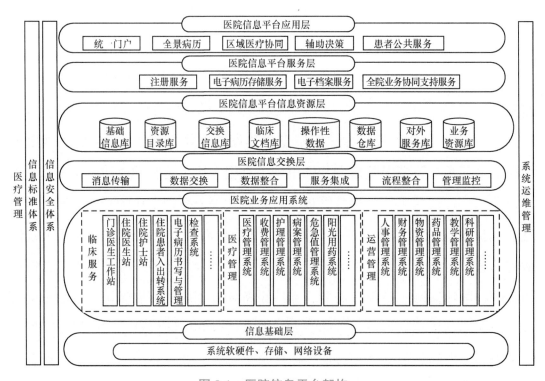

图 8-1　医院信息平台架构

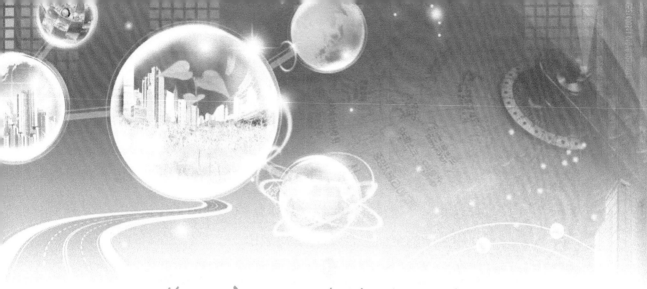

第九章　医疗急诊系统

急诊科（室）是医院中急重症患者最集中、病种最多、抢救和管理任务最重的科室。21世纪初是急诊医学的黄金发展期，集成了院前急救、急诊、留观、重症监护、创伤外科等多种模式急诊科。覆盖了从院前急救、预检分诊、急诊抢救、急诊留观、急诊手术室、急诊ICU至患者转归的全流程管理，形成以分诊导诊为指引，以患者行为跟踪为核心的闭环管理，建立了结构化快速电子病历。

传统的急诊科医疗设备管理，不仅效率低而且工作量大。急诊科医疗设备主要包括呼吸机、人工肝、透析机、视频喉镜、心肺复苏仪、气压止血仪、洗胃机、中央监护急诊系统和输注泵等，不仅数量多而且总值大，各类医疗设备维护工作繁杂。急诊医疗设备管理系统的设计，在符合国家相关医疗设备管理规范和等级医院评审要求的前提下，结合急诊科的实际工作，将急诊科医疗设备分类管理，在其配置及资产管理、技术培训及操作使用、计量检测及质量控制、维修保养、报废等方面将其信息录入数据库并整合。实现急诊科管理人员实时掌握医疗设备的工作状态，预先提示计量检测及质量控制工作，快捷统计和分析设备使用率等各项数据，为医院设备优化及购置决策提供科学依据。

第一节 系统特点

1. 全急诊流程支持 "以患者为中心"的急诊流程设计，可以实现对急诊患者就诊全过程的跟踪和管理，是以临床诊疗为主线的闭环临床信息处理流程，实现患者临床数据的全面整合及深层次应用。

2. 精细化质量控制 全新的推动式管理理念，对急诊进行全过程精细化质控。

3. 全急诊业务覆盖 支持急诊患者绿色通道特殊处理，支持对群体突发性事件及上报病历预警监控和提醒。

4. 监护信息自动采集（硬件） 信息系统能自动采集监护仪、呼吸机、输液泵等信息，并在预检分诊、抢救、急诊ICU、手术麻醉系统中方便应用。

5. 多系统集合整合（软件） 能够自动获取患者数据，以及支持与"120"指挥中心、院内医院信息系统及检验、检查、影像、手术等多环节的集成，及时快速地获取患者的完整资料和信息，为患者的诊断和治疗提供辅助决策，并能够查询历史诊疗记录。

6. 移动医疗 支持移动设备的使用，为医护人员提供更快捷、更方便的操作模式，可以及时、迅速地完成病历书写和医嘱下达，并可以随时调阅患者的资料。

7. 系统通过对预检分诊、抢救、留观环节的数据采集，形成专科特色的质控分析，为科室主任管理提供量化尺度，为科研、教学提供数字依据。

8. 院前院内系统协同，实现诊疗前置，在急救车上完成对患者的诊断，调动医院资源，完成各种检查、检验项目的预约，为抢救患者节约时间。

第二节　系统需求

一、急诊临床工作特点对信息系统的个性需求

由于急诊工作的特殊性（7×24小时），来往的患者病情复杂、不确定性大、病情变化快，因此，急诊医务人员在诊治过程中更易发生医疗差错。急诊科的工作环境往往是全院最差的，在相对恶劣的环境里进行持续、高强度的工作，导致急诊医务人员的精神压力很大。同时，由于患者病情复杂，需要医务人员具备跨学科的专业知识、多种临床技能与操作能力，要在极短的时间内完成判断、评估、处置等工作环节，完成相应工作的时候已非常疲惫，在交接班时极其容易有疏漏，这些特性决定了急诊科应当有完备的、严格的工作流程。另外，急诊信息系统的构建、使用及优化可以提高急诊医学的工作效率与规范化，而随着医院信息化水平的提高，更智能、更便携的急诊移动信息系统也将服务于急诊工作。它是医务工作平台在患者床边的扩展和延伸，以医院信息系统为基础，以平板电脑为硬件平台，以无线局域网为传输交换信息平台并通过条码技术作为患者和药品身份信息识别。该信息系统充分利用医院信息系统的数据资源，实现了医院信息系统向病房的扩展和保证了数据的及时交换，实现了电子病历的移动化，让医护人员在临床服务中心实时采集数据和实时录入数据，不仅优化了医护流程，还提升了工作效率。

急诊信息应具有管理和科研的功能：医疗信息系统在满足临床业务的同时，也必须兼顾临床管理、医学科研。急诊医学科研的最大劣势就是患者的流转导致无法保证治疗过程数据的完整。而信息系统最大的优势就是能快速地从相关系统中找到同类患者并抓取相应的信息，这可以为临床科研提供很好的帮助，不必再去病案室翻阅患者厚厚的资料，去抄写、复印相关的材料。但目前医院信息系统中"信息孤岛""信息烟囱"现象非常严重，使得异构系统中存储的数据需要再次手工转换才能跨系统使用，这就要求信息系统在设计时考虑从传输、语法、语义和业务多个层次实现一定意义上的互操作性，这样在录入

时就可以节省时间、提高效率，同时也为将来检索相关信息提供便利。

二、急诊信息化建设功能模块需求

适用于急诊工作的信息系统由多个模块组成，各个模块之间是相辅相成的。急诊医疗的两个基本模块分别是患者工作流系统和以电子病历系统为核心的临床信息系统。患者工作流系统包括分诊、患者流程、离院医嘱及后续的随访体系；而临床信息系统是以电子病历为核心，包括电子医嘱系统和临床决策辅助支持系统，实现与检验信息系统、医学影像信息系统、护理信息系统等专业医学系统的信息共享。完善的信息系统还应该保证医护人员在接诊过程中可以方便查阅相关文献和指南，辅助医生决策。当然，还可进一步包括教学辅助系统、急诊挂号收费系统、员工和资源信息管理系统、医技预约系统和临床实践质量改进系统等相关支撑系统。

（一）电子病历模块

电子病历模块是急诊临床业务系统的核心，其开发设计的好坏直接影响到医务人员接诊的质量与速度。为适应急诊科工作的特点，在不影响医生正常录入自由文本的同时，尽可能保留结构化内容，建议采用基于可扩展标示语言（extensive markup language，XML）的半结构化病历格式，方便后期的查询和各种可能的应用。例如，可基于X安全组技术，实现与其他医疗异构信息系统的信息互操作。支持随时将病历按照相应法规输出到纸质病历上，由医生签字，作为相应的法律文书。

（二）电子医嘱模块与临床辅助决策模块

医嘱录入系统（computerized physician order entry，CPOE）能有效提高临床治疗质量、降低医疗差错发生率。临床决策支持系统（clinical decision support system，CDSS）包括药物-药物、药物-患者过敏史、药物-食物、药物与检验检查操作的不兼容查询，加强医疗相关的决策和行动，以及各类电子医嘱警报器、提醒器等。通过实现将CDSS与CPOE的插件式集成，可使CPOE更加有效，进一步减少医疗差错、药物不良反应、院内感染的发生率，并规范医生的处方行为，使得药物治疗更符合相关诊治指南的推荐方案。

（三）信息共享和危急值预警

院内检查、检验结果的共享是医疗信息共享的最基本要求。例如，在第一时间获得影像学检查图像，病区之间基于患者的医嘱、医疗干预过程和结果的信息共享。但对于急诊医疗体系来讲，由于牵扯到全院各个科室，这直接导致了信息系统建设的困难。危急值预警系统是指对于就诊患者的检验、检查项目一旦出现预定义的危急值，并可能威胁患者的生命时，信息系统可以第一时间捕获该信息并发出预警，提醒临床工作人员重视该结果，并要求医务人员在第一时间内进行反馈，确保作出及时处理以避免由于信息延误导致的治疗延误。

（四）患者示踪模块

该模块包括病案卡功能，即显示所有当前接诊患者的状态和预设置关键信息，便于及时了解每一个热门的最新状态，如有异常立即反馈并进行干预，同时对于患者的临床就诊过程实时追踪。目前较常用的患者示踪系统为电子追踪消息系统。窗口上会显示就诊患者列表，每个患者后面会有预定义的关键信息。这样的消息传递系统往往需要其他系统的支持，它不但提供患者的基本信息，还包括就诊状态、检验检查状态、结果提示、电子医嘱状态及预警信息等，在急诊工作的医务人员可以非常便捷地通过这个窗口实时掌握就诊患者的病情趋势。这样的信息平台，对于分流急诊科的患者，降低急诊科的拥挤度有良好的效果。

（五）急诊分诊辅助模块

在患者到达急诊后对患者进行病情评估，根据结果决定患者就诊等待时间及是否需要紧急抢救和复苏，这样做的目的主要是避免延误危急患者的治疗。目前国际应用范围较广的分诊系统为急诊严重程度评分（emergency severity index，ESI）系统，该评分系统综合考量了患者生命体征、当前状态、治疗干预所需的医疗资源情况等信息指标，依据急诊患者不同紧急程度决定患者的就诊地点及时间。由此应运而生的自动化分诊系统能够把上述评价标准电子化，进而录入一些必要信息，使用基于上述规则的CDSS，自动将患者划分为不同的严重等级，并用不同的标记突出显示，降低分诊的错误率，提高医疗质量。

第三节 系统架构设计

急诊医疗设备管理系统采取面向对象设计方法，利用数据库开发技术来实现。系统架构设计参考C/S 模式，通过软件对数据库的交互来实现数据的保存、删除和修改功能。系统数据库采用微软公司的SQL Server 数据库管理系统。系统数据流由数据表现层、逻辑服务层、数据服务层、数据分析服务层组成。客户端仅需要浏览器支持，无须安装本地程序。依据上述需求分析，数据库设计以下数据表：用户信息表、设备信息表、设备维修记录表、计量及质量控制信息表、设备申请表、设备报废表。

通过无线宽带技术，把救护车监护仪采集的患者生命体征和途中救治的音视频实况和路况视频同步传送到急救中心和接诊医院，建立院前急救、院内急救绿色通道的无缝连接，提高急救效率。该系统还具备电子病历、电子收费及视频会诊等功能，可多方参与，指导途中救治，提高急救质量。

主要功能：信息化促进急诊ICU发展、病房与临床设备管理、患者总结与分析、护理信息与医嘱、护理报告管理及打印、评分分析系统、出入量分析、生命体征分析系统、生命体征与波形分析中央监护功能、呼吸与监测分析、医生/护士排班系统、多种时间的趋势图分析、科研统计分析。

急诊医疗设备管理系统设计：急诊医疗设备配置及资产管理模块、急诊医疗设备使用管理模块、急诊医疗设备培训及考核管理模块、急诊医疗设备计量和质量控制管理模块、急诊医疗设备保养和维修管理模块、急诊医疗设备统计分析模块等。

（一）急诊医疗设备配置及资产管理模块

该模块实现对急诊科医疗设备信息：设备编码、设备名称、设备规格、设备类别、设备放置、购买日期、价格、生产厂家、注册证信息、设备档案等信息的录入、查询、修改和统计功能。设备类别指根据医疗设备的功能和作用，分为急救及生命支持类、护理类和基础类等。对于不同设备类别，采取不同的配置、放置和操作使用管理。

（二）急诊医疗设备使用管理模块

急诊医疗设备使用管理模块用于监控科室医疗设备的工作状态，其分为在用、待用和故障3种状态，并用不同颜色标注。系统默认设备工作状态为待用，由操作人员负责设备工作状态的更新，系统自动记录时间节点。此外，各个区域的设备管理员每日定时检查所属区域的医疗设备，将开机运行功能检查、外观及附属配件检查、设备使用耗材存量检查和擦拭及消毒处理记录录入系统。若遇设备故障，管理员应及时将设备工作状态更新为故障并报修。

（三）急诊医疗设备培训及考核管理模块

该模块用于管理和记录科室人员培训及考核信息。培训信息包括操作人员、培训设备、培训时间、培训类别（岗前、新技术、继续教育）、培训内容（操作规程和技术规范、使用禁忌和注意事项、日常保养和维护）。科室定期考核操作人员对设备操作、性能、日常保养和维护等相关内容的掌握情况，并将考核结果录入数据库。考核不及格的人员系统将自动冻结其操作该设备的资格并提示继续培训再次考核。

（四）急诊医疗设备计量和质量控制管理模块

该模块实现计量设备信息管理、计量检定结果维护、计量时间提示等功能。计量设备信息管理主要实现计量设备的登记和查询等。计量检定结果维护包括计量编号、计量类别、计量分类、测量范围、分度值、准确度、检定周期及状态等信息。

（五）急诊医疗设备保养和维修管理模块

该模块具体包括登记保障维修记录、保障维修记录单查询、维修费用统计、维修人员工作量统计、预防性维修，包括维修事件的录入、处理，维修人员的事件处理。设备的维修信息包括维修单号、报修日期、报障人、设备编码、设备名称、完成时间等信息。管理人员可通过查询得到与维修活动相关的各种信息。如单台设备维修量、配件更换周期等。此模块需要创建事件列表及通知消息列表。事件列表用来记录整个维修事件，包括是何时何地什么设备发生了何种故障、由谁来维修、记录人是谁及维修结果，通知消息列表是用来记录和发送事件列表给维修人员用的。

（六）急诊医疗设备统计分析模块

设备基本信息的统计，包括某时间段内设备使用次数、总收入额、新购置或报废设备台数等；经济效益分析；生成报表。系统可进行工作量的统计，统计条件可选择工作人员姓名、日期范围、工作内容等，各项条件叠加选择。统计结果包括需完成的工作量、已完成工作量、未完成工作量等。系统能将统计结果导入Excel表，方便有关领导和部门进行相关的数据处理分析。

第四节　主要子系统

院前急救子系统："120"调度系统集成、救护车载设备集成、远程音视频、院前急救电子病历、救护车GPS管理调度、院内信息集成；急诊分诊子系统、预检分诊子系统、急诊抢救子系统、急诊医护一体化工作台子系统（工作控制台）、急诊移动输液子系统、急诊临床决策支持系统、急诊重症监护子系统、急诊临床信息门户子系统、急诊科室管理门户子系统、电子医嘱子系统、急诊电子病历子系统、移动输液子系统（移动护理）、急诊临床数据中心（质控、管理、门户）、急诊信息集成平台（监护硬件、信息软件）、急诊临床决策子系统（诊疗指南）、急诊移动查房子系统、急诊重症医学临床信息系统、急诊手术麻醉信息管理系统。

医疗急诊系统是为各种突发紧急事件提供医疗紧急救援服务，按系统功能及所处位置区分，包含以下分系统：有线无线通信系统、计算机急救受理系统、社区特别服务系统、急救信息管理系统、地理信息系统、大屏幕投影控制系统、计算机网络调度信息系统、院前院内信息互通系统。

急救一体化管理系统的软件部署在急救中心，硬件部署在车载的通信设备、车载传感设备、中心的硬件设施、医院的通信设备等。

急救一体化管理系统主要功能如下：

（1）有线无线通信系统：所有的有线无线音视频通信。

（2）计算机急救受理系统：包括求救接受、求救识别、出车单方案编制、出车指令下达、求救出车实时记录、计算机辅助决策、求救受理台管理等。

（3）社区特别服务系统：对社区内人员的健康状况进行分类，重点患者的病情、医疗手段、护理要点、家庭住址、住宅电话及相关亲属的联系电话等都预先备案，存储在计算机内，当这些用户打电话给"120"急救中心时，所有的原始资料都显示在计算机屏幕上，为救护患者、服务患者争取了更多的时间，同时做到有的放矢。

（4）急救信息管理系统：提供录音、录时和系统受理、调度、出警等关联信息，以便于对院前医疗纠纷进行判定。

（5）地理信息系统：对区域内建筑和车辆、人员的展示；大屏幕投影控制系统：通过大屏幕投影，可实时掌握急救动态。

（6）计算机网络调度信息系统：系统能够为一般患者、特殊患者及重大灾难救援提供处置预案，系统能够根据求救地点、病情性质等自动确定辖区医院、生成出动方案、打印出车路线图。

（7）院前院内信息互通系统：急救车可通过车载系统和医院进行实时的互通，为急救患者提供及时有效的院内资源。

第五节 关键流程设计

1. 院前急救系统 可以做到院前院内一体化数据共享，并可利用移动医疗设备和可穿戴设备进行各项数据采集传输分析，完成院内指导院前或院内提前进行相关科室会诊；利用桌面云将院内系统映射至院前，可在救护车上完成分诊、医嘱、病历，到院后即可进行相关检查及治疗；形成一个智慧型数字化救护车，更好地完成院前急救的工作。

2. 预检分诊系统 采用科学评分方式进行分诊，由分诊护士将患者的主诉、症状、生命体征、已有的检查结果录入分诊系统，由系统进行综合评分，依据评分情况进行分诊，充分体现急诊依病情就诊的原则，并设计二次分诊功能，如患者就诊后经治医生认为患者病情有变化，则可进行二次分诊，并设计绿色通道、三无患者等特殊患者流程。预检分诊系统能保证每一位就诊的患者在最合适的时间、地点接受最合理的救治。

3. 智能化护士站和医生站

（1）智能化护士站：主要实现了患者入院（出院、转院）、病区床位管理、医嘱审核整理打印、药品领药处理及检查检验处理等功能。结合临床数据中心与临床大数据需求，共享患者健康信息，支持患者临床信息的可视化和标准化；简化组织；简化护士文档书写流程，设计最新最符合实际的护理病历，能够实现护理文档电子化，支持各类护理文档书写与生成；实现移动护理过程中的数据自动采集、移动护理查房、移动抢救口头医嘱影像语音记录、一站式条码打印等多种功能，能够在护理文档生成中实现信息整合；支持护士绩效考核，对工作质量提供精细化数据支持。

（2）智能化医生站：能实现患者信息共享、医嘱闭环管理，并可依据医嘱自动生成处方及输液单／瓶贴，集合HIS、US、CIS、PACS等功能，可实现医疗数据自动提取、多条件检索分析、自动报表、支持高清拍摄、多方式录入及传染病、院内感染上报；并于系统中嵌入合理用药系统、临床路径系统、危急值系统、抗生素管理系统及智能知识库等多个子系统，支持移动设备，同时可经桌面云将该系统映射至院前，从而规范院前诊疗行为。

4. 新型电子病历 采用结构式、点选式电子病历，应用语音输入、手写输入及常规键盘输入等多种方式进行资料录入，并在急诊电子病历中使用了CA认证技术，极大地提高了病历书写的速度及准确性。急诊电子病历系统功能涵盖电子病历、电子医嘱、特护记录、合理用药、临床路径、危急值预警、智能知识库、信息集成、查询统计等子系统。临床急救工作中，可实现电子病历快速录入，进行数据采集共享，信息整合保存，有效地解决了目前国内大中型医院急诊医学科普遍存在的急诊手写病历字迹不清、难于保存、书写时间长等难题，可以极大地提高急诊病历信息收集和分析处理能力、提高救治效率，系统的运行使用可以使急诊病历的质量管理更加合理化、规范化和高效化。

5. 急诊质量控制系统 包括急诊的综合管理、技术水平、服务管理、质量持续改进等多个方面，可以用量化的方法直接或间接地考核指标，如抢救成功率、患者死亡率、急诊滞留时间、基药使用率、抗生素使用率、重点病种与急诊新技术的开展例数等指标；而旧的急诊医疗模式下，很难准确及时地进行质量控制数据的采集和统计分析。本课题研发的急诊医疗信息系统依据国家卫生和计划生育委员会办公厅关于印发麻醉等6个专业质量控制指标（2015年版）中急诊专业医疗质量控制指标及胸痛中心、卒中中心、孕产妇中心、创伤中心、新生儿中心等相关质量控制指标进行质量控制设计，将急诊质量控制贯穿到急诊诊疗中的各个环节，实现了智能检索、提前预警、统计分析等多种功能。不仅为急诊质量控制提供了量化方法，也为急诊流程的标准化再造提供了方向，为急诊医疗护理质量的提高提供了辅助管理工具。

第六节 总结与展望

医疗设备在急诊工作中发挥着不可替代的作用。传统的医疗设备管理已经不能满足现行要求。笔者所在医院已完成基于计算机技术设计的急诊医疗设备管理系统底层数据框架构建，并在此基础上实现了各功能模块面向用户的界面。下一步将进行该系统类语言编辑并实现数据库与前台的无缝连接，最终填充数据信息、完成系统开发。此外，本系统还应考虑到与医疗设备密切相连的急诊耗材管理。对急诊耗材出入库、质量安全和耗材使用等方面进行信息化管理。在未来的医疗设备管理系统的发展上，运用网络设备与移动端，朝着智能化的方向发展，为完善急诊医疗设备管理体系提供科学的依据和有力的保障。

信息技术和医疗活动的结合是新世界级医学发展的重要特征之一。急诊医疗信息系统凭借其便捷性、可靠性、快速性和可操作性等特点，对传统急诊工作流程进行重构、优化、完善，能够有效提高急诊医务工作的效率，减少差错。

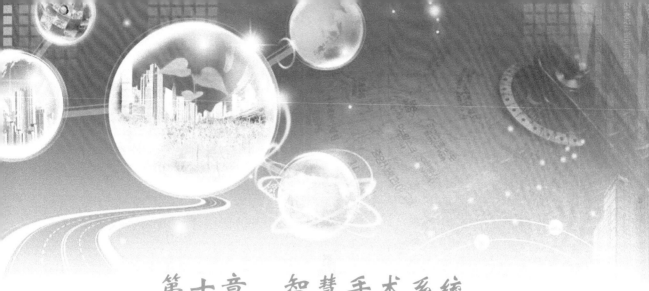

第十章　智慧手术系统

第一节　系统简介

本系统基于医疗物联网技术而构建，首要解决与手术工作相关的以下几类需求：

1. 人员的管理　医护人员、手术患者、其他工作人员等各类医务人员，均应纳入本系统的管控范围之内。系统应能对各类人员进行准确识别、定位、追踪其轨迹和去向，定位可精确到具体的手术间，能辨别人员所在房间。

2. 器械资产的管理　系统对手术室内包括器械设备在内的各种资产进行定位追踪，并管理其使用、回收和保管等信息。

3. 手术衣物（衣、帽、鞋）的管理　系统将为手术室建立起严格的洁净手术衣物发放和回收机制，在衣物内置入射频识别（radio frequency identification，RFID）芯片，实现全自动的手术衣物发放，并将衣物与取衣物的人的信息进行匹配，在手术完成之后，监督衣物回收情况，在衣物未正常回收时，手术人员将不允许离开手术室区域。

4. 各功能集成整合　本系统的各种功能均集成整合在同一套设备载体之内，医护人员只需在手术前领取一只微型RFID纽扣卡，即可使用所有系统功能。

智慧手术系统具体功能如图10-1所示。

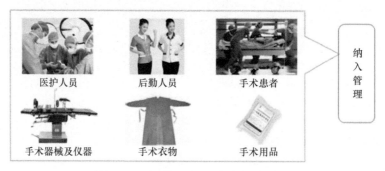

图 10-1　智慧手术系统功能模块图

第二节　核心功能

对手术相关人员进行准确识别、定位，追踪其轨迹和去向，定位可精确到具体的手术间，能辨别人员所在房间，记录并回放其曾经停留或经过的区域。

对手术室内包括器械设备在内的各种资产、物品、器械进行定位追踪，并管理其使用、回收和保管等信息。

为手术室建立严格的手术衣、鞋发放和回收机制，衣物内置RFID，衣物与人员的信息进行匹配，在手术完成之后，监督衣物回收情况。

智慧手术系统核心功能组成见图10-2。

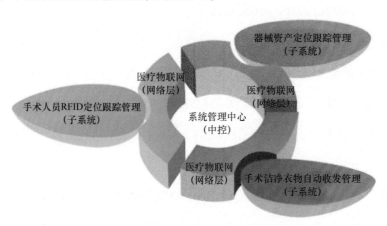

图 10-2　智慧手术系统核心功能组成

（一）手术人员识别与定位管理

1. 患者被推入手术室时，系统会识别其佩戴的腕带，核查手术医生、患者、手术间等信息是否正确，如有误将触发报警。

2. 医护人员必须利用智能工牌完成手术衣、鞋的领用或回收，之后才被允许进入或离开手术区域。

3. 手术室入口处设物联网发卡机，医护人员刷卡获取智能工牌，并为患者佩戴智能腕带。

4. 提醒患者进入的时间，提示手术医生，提示麻醉进程，提示手术间时间，提示衣物、物品信息。

（二）手术衣、鞋智能化收发管理

1. 刷智能工牌，核实信息后可领取手术衣、鞋，衣、鞋与领用人信息绑定。

手术完成后，将衣、鞋投入收衣机，系统解除衣、鞋与领用人的绑定信息，完成此流程后方可离开。手术衣、鞋内置专用RFID，其耐高温水洗。

2. 各类手术器械和医疗仪器设备配置有源RFID，能够实现对目标器械的定位追踪（与人员的定位追踪原理类似）。

3. 系统还可为其他资产配置无源RFID，对各类资产的使用、维护信息进行统一的管理维护。

这里以数字化手术室为例。数字化手术室系统以设备集成为基础、以信息整合为核心，通过整合医院信息系统（或PACS等），建立数字化医疗信息共享平台，让医护人员实时获取、记录患者的相关临床信息，将各类独立的医疗设备和医院信息系统集成在统一的平台上，达到提高效率、降低差错的目的，实现手术室内外的音视频交流、手术示教及远程医疗会诊，通过数字化的整合使手术室的工作流程得到改善，并达到优化，建立手术信息平台，实现手术科室事务的全面数字化管理。

数字一体化手术室是随着微创技术的发展而诞生的一个新的医疗项目，它是以创造手术室的高效率、高安全性及提升手术室对外交流平台水平为目的的多个系统（如医学、工控、通信、数码等）的综合运用，同时也是净化工程与数字信息化的完美融合，将所有关于患者的信息以最佳方式进行系统集成，使手术医生、麻醉医生、手术护士获得全面的患者信息、更多的影像支持、精确的手术导航、通畅的外界信息交流，为整个手术提供更加准确、更加安全、更加高效的工作环境，也为手术观摩、手术示教、远程教学及远程会诊提供可靠的通道，从而创造手术室的高成功率、高效率、高安全性及提升手术室的对外交流水平。

数字化手术系统主要功能：实时远程手术示教、手术观摩和学习人员在示教室可实时观看到高清晰的手术视频图像，可与手术室的医护人员进行实时通话，提高了手术观摩的质量和方便性，避免观摩人员进入手术室可能带来的感染风险；实时专家远程会诊，专家医生可以在示教室、主任办或其他任何安装会诊工作站的地方指导手术或对手术过程出现的复杂情况进行会诊。这种情况下专家医生可以同时观看手术视频、调用HIS/PACS资料，与手术室医生进行讨论。

数字化手术室是由多项系统集成，①软件集成：HIS、PACS、EMR、LIS、医嘱、手术麻醉等；②手术室设备集成：导航系统、内镜、显微镜、灯床塔臂等；③高清手术示教：指挥中心、分控中心、示教中心等；④手术室内部业务：术中过程化管理（术前、术中、术后）；⑤手术连台、患者家属知情管理、内部耗材的管理等。

从医院的需求角度来讲，一体化手术室一定要满足以下几个特点：

（1）实时共享手术视频和医学影像资料，全高清手术直播，实现远程教学和远程会诊。

（2）全面整合手术周边信息接入（数字减影血管造影、腔镜、超声、术中影像等），任意路由切换。

（3）手术室设备集中控制（环境、视频、音频、医疗设备等），触控一体化操作。

（4）手术进程信息互通，提高工作效率，改善医患关系，提升就医体验。

（5）物联网应用，实现人员、设备定位追踪、手术进程实时监控。

（6）围术期整体临床信息解决方案，全面整合HIS、LIS和PACS等系统，实现信息互联互通。

（7）建立麻醉专家咨询及预警系统，提高麻醉质量，减少麻醉意外。数字化与净化工程整体设计，一体化施工，真正实现手术室的高效智能、灵活扩展、即插即用的功能。

（8）手术室BI分析与决策支持，全面提升数字化手术室管理水平。

（三）手术麻醉系统

手术麻醉是医院非常重要的一个组成部分，外科医生为患者进行手术的好与坏会直接危及患者的生命，所以手术麻醉过程中的每一个环节都是非常重要的。随着现在高科技的发展，大量的医疗监视辅助仪器设备在手术过程中也得到广泛的应用，使医生能及时得到患者的生命参数，并做出准确、及时的判断。

手术室麻醉信息管理系统将手术室内的各种设备（如呼吸机、麻醉机、输液泵、注射泵、血液气体分析仪器、血氧监测器）与医院内部其他信息系统的病历数据、检验检查数据、影像数据等进行整合，为手术麻醉人员提供帮助，使手术麻醉人员能够及时、严密地监护并做出最正确、最及时的处置。

手术室麻醉信息管理系统针对整个手术期，通过对手术过程的各阶段进行智能化管理，高度整合了各科室信息资源，实现手术麻醉过程中的无纸化和医疗流程的规范化，为手术室全面信息化提供了整体解决方案。手术室麻醉信息管理系统能够减少医护人员手工书写的时间，提高工作效率，降低医疗成本和医疗风险，增强科研与教学能力，提升医院的整体信息化水平。

1. 手术申请 通过与医院信息系统建立接口，将住院医生工作站开立的手术电子申请依次接收到手术麻醉科。

2. 手术排台 支持护士与麻醉医生在不同界面分别完成排台，手术安排次序随手术间号在手术安排操作中自动增减，同时也支持手工修改；支持手工输入相应信息排台和急诊手术信息排台。

3. 术前访视　提供按疾病分类的术前访视内容标准模板，以便手术室护士、麻醉医生按照规定内容进行术前访视，并能方便地将访视结果进行保存或上传，同时为麻醉医生提供术前麻醉计划和麻醉风险评估。

4. 麻醉诱导　满足术前预麻醉患者生命体征的记录与各种操作、用药等记录，如诱导用药记录、诱导期间事件记录、麻醉记录单的前段、诱导期间用药记录、诱导室体征记录、麻醉后评估报告与诱导用药统计。

5. 手术麻醉质量控制　支持手术医生、麻醉医生和巡回护士三方在麻醉实施前、手术开始前和患者离室前，共同对患者身份、手术部位、手术方式、麻醉方式和手术器械物品等进行核对、清点并记录。

6. 术中记录　自动实时采集监护仪、麻醉机等床边监护设备中患者的血压、心率、血氧、体温、脉搏等生命体征参数，绘制成电子监护趋势图；联机采集并保存其他麻醉用设备数据，如注射泵、输液系统等，满足围术期内各种麻醉事件的详细记录要求。

7. 术后恢复　满足对术后恢复患者生命体征及各种用药、操作等记录，自动绘制生命体征趋势图，最终生成术后复苏单，并支持打印及随时查阅；能联机采集复苏室内检验检查仪器数据，如血气分析仪，并将结果自动通知术中麻醉医生工作站或复苏室工作站，同时将结果作为患者病案予以保存，可随时调阅。

8. 术后小结　支持麻醉医生对已完成手术的患者回病房后相关生命体征查体确认数据的记录；支持麻醉医生调阅围术期所产生的所有记录，以患者为根节点可逐级分别查阅术前、术中、术后生成的所有单据记录，如术前访视单、术中麻醉及术后恢复单、术后访视单等，从而完成术后麻醉小结。

9. 术后镇痛　支持术后镇痛及患者处理记录单、收费记录单、特需患者记录单（体外循环、器官移植等）、疼痛反应记录单、术后镇痛记录（镇痛用药、镇痛方式、镇痛量化评分）等；支持术后镇痛平板移动访视，提供完善的疼痛评估功能。

（四）移动临床信息系统

移动临床信息系统通过无线技术（WLAN）、条码技术（barcode）和移动计算等应用，实现了电子病历的移动化，让护理人员在临床服务中心实时采集数据和实时录入数据，不仅优化了医护流程，提升了护理人员工作效率，同时很大程度上减少了护理人员的医疗差错。

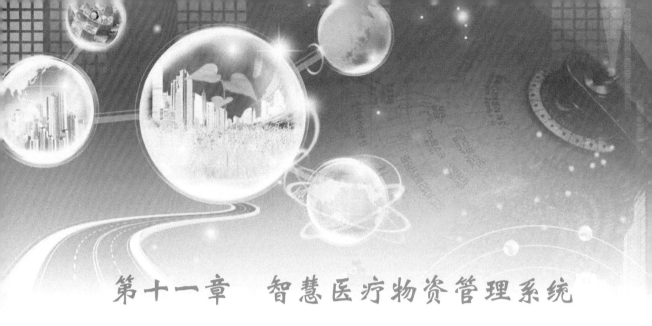

第十一章　智慧医疗物资管理系统

系统运用物联网技术，使用无线射频识别技术对各类资产进行标识，利用数据采集终端采集数据再接入医疗物联网，完成对固定资产的管理工作，从而高效地实现对资产生命周期的记录和使用状态的监控，在技术上最大限度地保障资产的账实相符，进而避免资产的损失，提高资产维护效率。

物联网资产管理系统面向服务架构，具有较强的扩展性，同时能兼顾系统的安全性与稳定性，这一框架为射频识别（radio frequency identification，RFID）技术在医院内部的进　步应用提供了支持，对优化医院业务流程，提升医疗资源管理的透明度和可视性有着极大的帮助。并且，能够与其他医疗信息服务无缝对接，为医院信息化提供更大的空间。其示意图见图11-1。

系统具体功能：

1. 固定资产验收、增加、处置、变动、调剂、分布、清查、统计、分析、报表数据等各项管理功能。

2. 管理过程自动化，方便管理人员进行统计、查询和掌握资产的实时状态及使用情况。

3. 提高安全性，能够即时、可靠地定位并追踪特定资产位置。

4. 当资产被篡改或进入受限区域时，实时报告资产位置和移动情况。

5. 将安全性扩展到巡逻不频繁的偏远区域。

6. 资产标签可以存储大量信息，包括全部维护历史记录。

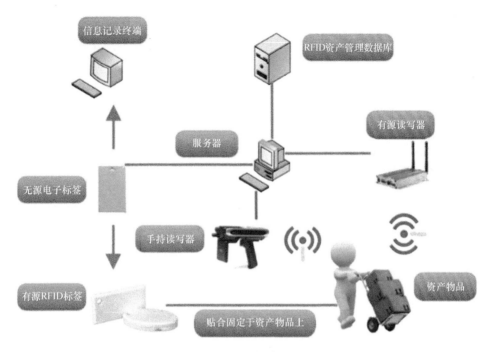

图 11-1　智慧医疗物资管理系统示意图

7. 避免丢失数字设备上存储的重要知识产权信息。

8. 实现资产识别管理无须布设线路，降低维护和配置的成本与复杂性。

9. 可实现工作序列和维护计划自动化。

10. 充分利用已有信息技术组件，提高资产回报；消除多余的采购，控制资金花费。

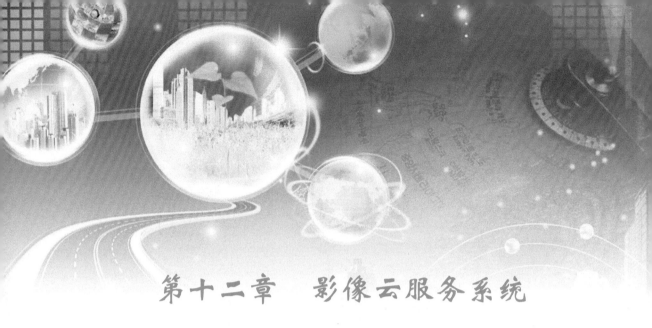

第十二章 影像云服务系统

第一节 系统简介

医疗影像云就是将传统医院内部的影像归档和通信系统（picture archiving and communication systems，PACS）软件部署到云平台上，面向各医疗机构提供一个网络化、远程化、全方位的PACS服务，包括医疗影像数据存储服务及基于医生桌面端（PC端）和移动端的影像调阅、诊治辅助、教学培训等综合应用，使得各医疗机构享受到国际一流的影像云服务。

随着医疗云化基地的实体化运作，将聚焦医疗信息化行业，以创新开放的精神打造医疗信息化产业生态圈（图12-1）。

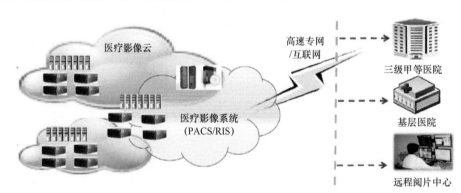

图 12-1 影像云服务系统示意图

根据医疗行业需求，医疗基地在平台的基础上提供混合医疗云服务、医疗影像云服务及大数据平台、应用服务。为医院输出一系列云产品和服务，解决医疗行业业务复杂、运维压力大、系数数据孤立等"痛点"。

影像云服务系统建设的必要性：

● 政府：响应国家医改号召，推行分级诊疗；改善医疗资源分配的不均衡；缓解基层患者日益增长的医疗需求。

● 患者：经济——节约大量外地求医费用；权威——在基层医院享受到专家级别的服务；快速——短时间内获取到检查报告。

● 医院：通过专家资源短期快速提升知名度；防止患者的流失；加强本地医生与医学专家的联系；有利于开展科研项目并接受专家指导。

● 医生：可以读取到更多典型病例，快速提高软实力；提高诊断的准确率。

医疗影像云优势：

● 灵活扩容：影像云将按用户所需提供各类伸缩性极强的服务项目，扩容升级更加方便灵活，按使用结算。

● 高效运维：专人专职进行维护、持续安全、智能维护。

● 节省成本：云存储比自建存储节省一半成本，云PACS比自建PACS节省一半成本。

● 技术先进：全接口集成、全平台支持、全科室接入，即时传输、秒级阅片、自动监控、自我修复、高端辅助诊断。

● 方便应用：影像数据自由共享，激活应用，实现远程会诊、移动阅片、远程教学、数据交易、方案决策的目标。

优势总结：系统检查化繁为简，无须烦琐工程建设；聚焦于系统使用而非维护，省事省心；仅需购买服务，大幅节省总体成本投入；激活数据共享，挖掘影像大数据价值；国际领先的医疗影像管理平台。

影像云行业背景可从以下几方面来解读：

1. 政策驱动　《国务院办公厅关于推进分级诊疗制度建设的指导意见》（国办发〔2015〕70号）探索设置独立区域医学检验机构、病理诊断机构、医学影像检查机构、消毒供应机构，实现区域资源共享；鼓励二、三级医院向基层医疗卫生机构提供远程会诊、远程病理诊断、远程影像诊断、远程心电图诊断、远程培训等服务，鼓励有条件的地方探索"基层检查、上级诊断"的有效模式。

2. 行业趋势　医疗卫生行业信息化发展带来的改变：服务主导地位在变，由于患者和医生、医院间的信息不对等在改变，医生、医院的服务主导地位在变；公卫理念在变：向精准医疗改变；管理模式在变：从粗放到精细，需要有管理系统支持；国际"互联网+医疗"趋势医疗影像数据由院级存储向区域存储发展，由本地存储向云存储发展。

3. 医院需求　IT建设能否为业务的快速增长保驾护航？医院数据80%以上是影像数据，在业务量爆发式增长的情况下，如何应对扩容需求？医院业务发展需要引进先进影像设备，在多科室需要专业设备情况下，如何实现不同系统与供应商的对接？是否有异地冗余？谁来监控？出了硬盘故障怎么办？跨院区的影像数据，如何实现集中存储与共享？这些问题均为目前医院建设和发展过程中面临的实际问题，体现了影像云服务系统的迫切需求。

第二节　系统架构

本系统共分为三层架构。最底层是IaaS层：云医院层，满足医院IT建设维护和弹性扩展需求。主要功能：①为医院提供云主机、云存储、云网络、云安全等基本云能力；②为医院提供云灾备、云监控、云软件、云迁移等增值云功能。中间层是DPaaS层：大数据平台层，提供大数据共享、挖掘、分析等能力，并提供分享和展现服务。最顶层是SaaS层：影像云层，满足医院影像数字化需求。主要功能：①为医院提供影像数据存储；②为医院提供影像系统的移动化和三维处理能力；③为医院提供影像协同应用平台。

影像云服务平台是线上+线下一体化解决方案，线下的影像自助服务系统优化患者和医师的诊疗体验，线上的医学影像诊断中心连接不同医疗机构，打通省、市、县、乡各级医疗机构的数据通道。此外，还借助互联网+的泛在性、即时性、安全性、稳定性，以患者个人影像档案云存储为核心，帮助影像医生创建个人影像工作室，搭建医院、患者和专家之间的桥梁，实现智能AI辅助诊断与权威专家二次问诊，通过远程诊断、远程会诊、远程教育构筑"互联网＋医疗影像服务"生态圈（图12-2）。

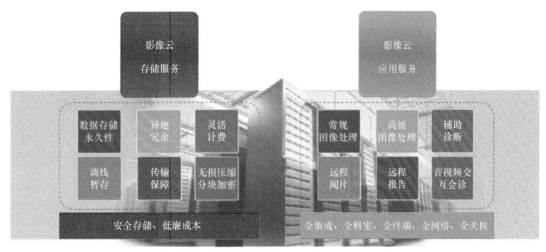

图 12-2　生态圈示意图

第三节　系统主要功能

针对医疗影像云行业需求，需要针对不同规模的医院设计不同形式的系统。各系统实现互联互通、影像信息共享、影像存储，提升基层医院影像诊断水平。

一、大中型医院

影像存储，即将院内PACS存储直接接入云端，云端进行存储、调阅、归档及移动化、三维等高级功能。

1. 介绍　影像存储主要针对已建立PACS/RIS的大型医院，通过前置机将影像数据传输到云端，实现影像数据的云端存储和云端调阅。前置机通过接口对接，可从现有PACS获取影像数据，也可直接通过影像设备获取数据（图12-3）。

2. 组成部分　影像存储主要实现影像数据的云端存储、异地容灾备份、扩展应用，以及一些扩展的影像应用功能。具体有：

（1）云端存储：前置机将影像设备采集到的影像数据（包括影像历史数据、患者历史数据、实时影像数据）通过专网传输至云端保存。根据数据的重要程度和使用频率不同，采取分级存储策略，将近期的数据（一般3～12个月）同步到块存储上，将冷数据（一般超过1年）保存到对象存储中。

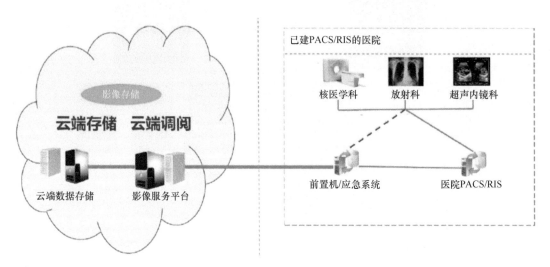

图 12-3　影像存储功能图

（2）容灾备份：提供异地数据容灾备份服务，提供相同的存储服务，可定时或实时地将主存储的影像文件传输至异地进行备份，消除单点故障，有效地保护异地数据的安全。

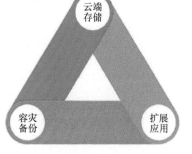

图 12-4　影像存储组成部分

（3）扩展应用：提供基本的云端影像即时调阅功能，还能根据医院需求弹性扩展影像应用功能，如移动阅片、三维影像处理、音视频会诊等功能。

组成部分示意图见图12-4。

3. 优势

（1）超级影像计算能力：影像云端计算，4M带宽即可在5秒异地获得诊断级影像。

（2）影像存储成本低：低成本解决医院影像数据云端存储问题，比医院自建存储节省一半以上成本，且可按需购买存储空间。

（3）可扩展影像应用功能：提供基本的云端影像即时调阅功能，还能根据医院需求扩展影像应用功能，如移动阅片、三维影像处理、音视频会诊等功能。

（4）安全可靠：专网传输，保证影像数据传输的可靠性；网络断点续传，检测机制保证影像数据传输的完整性。

4. 价值

（1）节省成本：节省大量购买存储硬件设备成本，包括容灾备份成本。

（2）无须维护：专人专职进行安全维护，医院无须再进行设备日常巡检和维护。

（3）弹性扩展：按实际需求购买存储空间和云端影像应用功能，扩容升级方便灵活。

（4）缩短流程：通过弹性扩展来补充硬件采购需求，下单便捷快速，服务上线时间缩短，加快部署流程。

二、基层医院

1. 云PACS　提供云PACS/RIS全流程服务，同时解决医院PACS及影像存储问题。云PACS针对未建PACS的医院或者已建立PACS但对PACS有替换需求的医院，通过前置机采集影像数据并传输到云端，解决医院PACS应用需求（图12-5）。

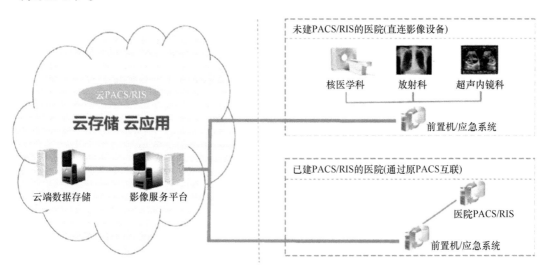

图 12-5　基层医院与影像云的关系图

2. 主要功能　云PACS主要是实现了PACS/RIS全流程服务，同时还提供了影像云存储服务。

（1）影像数据云端存储：影像设备采集到的影像数据将通过前置机存入云端进行归档。

（2）云RIS：提供预约登记、排队叫号、拍片检查、影像诊断、报告审核的影像科室整体工作流程。

（3）云PACS：提供云端PACS功能，包括病例列表、浏览历史病历、浏览图像、处理图像、存储与打印图像、报告、实时会议（基于影像的音视频交互会诊）、DICOM传输。

（4）扩展应用：根据医院需求可弹性扩展影像应用功能，如移动阅片、三维影像处理、辅助诊断功能。

3. 优势

（1）超级影像计算能力：影像云端计算，4M带宽即可在5秒异地获得诊断级影像。

（2）影像存储和PACS应用全服务：低成本解决医院PACS建设和业务开展难题，同时实现影像数据云端存储。

（3）PACS/RIS全流程：提供PACS/RIS全流程服务，主要包括预约、登记、写报告、审阅报告、患者影像列表、调阅患者影像及三维影像处理、辅助诊断、移动阅片等功能。

（4）快速接入：专家医生可以用平板电脑、智能手机任何时间、任何地点地快速接入云PACS，无须去指定的会诊室，以降低时间成本。

4. 价值

（1）节省成本：节省建设PACS成本及购买存储设备成本。

（2）无须维护：专人专职进行安全维护，医院无须再进行设备日常巡检和维护。

（3）弹性扩展：按实际需求购买存储空间和云端影像应用功能，扩容升级方便灵活。

（4）缩短流程：通过弹性扩展来补充硬件采购需求，下单便捷快速，服务上线时间缩短，加快部署流程。

三、国家卫生健康委员会/医疗联合体

1. 区域影像中心 开展跨医疗单位协同合作，实现区域内影像信息共享，提供远程阅片、远程报告、影像大数据分析等功能。

（1）对象：区域影像中心主要面向国家卫生健康委员会等卫生监管部门和医疗联合体，实现区域内多级医院之间的医疗影像信息共享功能，完成区域内"以患者为中心"的影像互联互通，开展跨医疗单位协同合作。

（2）主要功能：区域内医疗协同，实现区域内影像的集中存储、三维影像的浏览和处理、检查信息和数据互联互通、快速沟通和协调的音视频实时会议等功能（图12-6）。

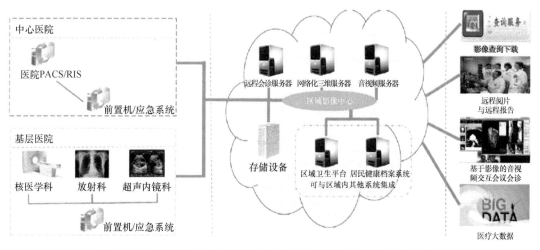

图 12-6 国家卫生健康委员会/医疗联合体与影像云关系图

1）远程阅片：对于检索到的医疗影像，医生可以远程异地阅片，系统支持各项常用操作。

2）远程报告：支持跨区域协同报告书写模式，来自区域内不同医院的医生，依据患者的医疗影像进行诊断、书写报告。

3）移动端接入：专家或医生可以使用随身携带的平板电脑或智能手机等移动设备，随时随地接入区域影像中心，查询、调阅各类医疗影像。

4）三维重建及高端辅助诊断：无缝集成高端三维医疗影像重建和计算机辅助疾病诊断。

5）实时会议：支持多个用户参与实时会议，有视频会话等功能，可以共享对医疗影像进行的实时操作，进行病情分析，共享讨论结果。

6）区域数据统计：支持对区域内各单位的病历、医疗影像数量与分布、远程会诊、报告数量、设备和医师工作量、阳性率、节点连接情况等分别进行相关的统计，各项统计数据为管理层提供了有效分析依据。

（3）解决方案优势

1）线下+线上一体化，优化就诊流程，提升医生工作效率。

2）自助打印云服务，数据互联互通，可选择任意终端打印。

3）云影像·云计算·云存储，采用先进的云平台技术。

4）与权威专家零距离交流，方便预约权威专家二次问诊。

（4）产品优势

1）低带宽，即点即现：4M带宽即可在5秒异地获得诊断级影像，同时支持移动端。

2）存储方式高效：集中索引分布式存储与集中存储混合架构，最大化降低中心医院服务器及网络压力。

3）访问方式简单：B/S结构，无须工作站，用户只需要通过网页就可以随时随地进行三维影像处理及应用。

4）随时随地：医疗专家工作场所的高度自由和碎片时间的高效利用，专家在任意地点用任意电脑均可安全高效地完成阅片工作。

5）大数据分析：专业影像大数据团队，丰富实战经验，可向卫生监管机构和医院提供所需大数据应用。

（5）产品价值

1）患者：避免重复检查，降低医疗费用支出。

2）上级医疗机构：方便医生诊疗，提高医疗质量。

3）基层医疗机构：提升质量，提高影像诊断正确率，逐步提升医疗水平。提高患者满意度，医院收入增加。

4）卫生监管机构：影像信息共享，各医疗卫生机构可以进行影像信息共享和分工协作大数据分析，通过影像大数据分析实现汇报决策、疾病预警、应急保障等。

2. 远程影像会诊平台 提供远程影像会诊和远程教育培训，实现跨区域医疗协同，提高基层医疗服务水平和医务人员的诊断水平（图12-7）。

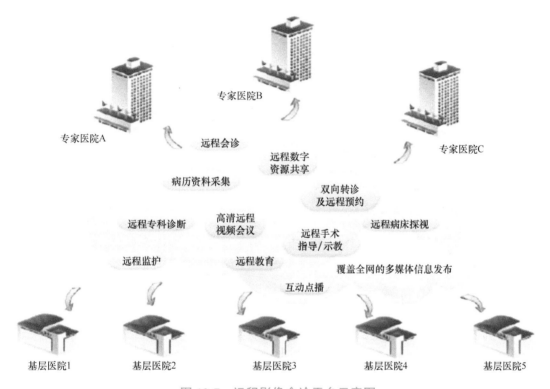

图 12-7 远程影像会诊平台示意图

（1）主要功能

1）远程影像会诊：主要由基层医院提出会诊需求，平台管理员进行审核并分配相应专家进行相应会诊；会诊包括离线会诊和基于影像的音视频交互会诊。

2）远程教育培训：主讲专家可进行在线视频讲座或者发布录制好的视频讲座；支持高清远程视频会议。

（2）优势

1）低带宽，即点即现：4M带宽即可在5秒异地获得诊断级影像，同时只是移动端。

2）一体化平台设计：将远程医疗、医学影像调阅处理、移动影像访问及高清视频会议系统完美融合到一个平台上。

3）诊断级医疗影像实时会议：支持全保真、可互动操作的远程诊断级医疗影像和诊断报告的实时交互，全面实施图像浏览、图像标记、报告书写和音视频交流的会诊需求。

4）快速接入：专家医生可以用平板电脑、智能手机任何时候、任何地点快速接入跨域远程医疗平台，无需去指定的会诊室，以降低时间成本。

（3）价值

1）患者：方便经济，避免长途奔波异地寻医，节约求医花费；快速诊治，第一时间便可获得诊断意见。

2）上级医疗机构：提高工作效率，方便医生诊疗，不需异地坐诊；提升权威性，提供权威诊断，彰显社会价值。

3）基层医疗机构：提升质量，医疗水平逐步提高；提高患者满意度，医院收入增加。

4）卫生监管机构：惠民生，减少百姓看病支出，缓解看病贵问题；推动分级诊疗，便于推动分级诊疗，缓解看病难问题。

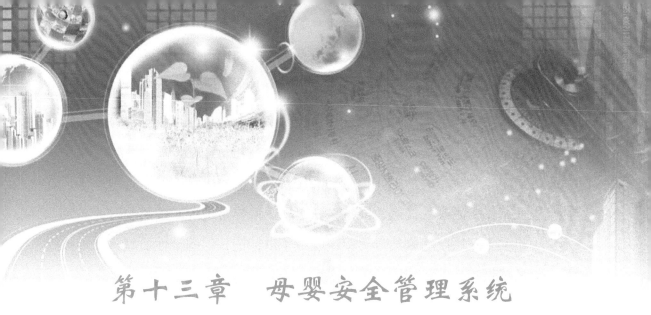

第十三章　母婴安全管理系统

第一节　系统介绍

新生儿防盗安保系统，是将物联网射频识别（RFID）技术、计算机网络技术、计算机信息系统、家属与新生儿医疗系统相结合的综合性计算机系统。能大幅度提高医院产科病区内新生儿的定位、防盗、出入及其他定制的医务管理水平。

新生儿防盗系统使用RFID技术，在新生儿身上佩戴可发射出无线射频信号且对人体无害的腕带式智能标签，腕带式智能标签在一定的时间间隔向新生儿防盗系统发射可辨识新生儿ID信息的射频信号，系统根据信息对新生儿所在位置进行精确定位和实时追踪，可以对新生儿位置的非法移动及时给出警告。

本系统为医院妇产科和新生儿科的母婴安全管理工作而设计，能有效杜绝新生儿被带出病区的行为，而且能够对新生儿在病区的位置和状况进行实时跟踪监测，同样可有效统一管理，提高医院管理效率，避免不必要的医院纠纷，保障医患双方的安全并维护双方的利益，有效地保障住院新生儿的安全。医院的信息化管理，是发展的一个必然趋势，如新生儿外貌十分相似，容易出现抱错孩子的现象，母婴安全管理可以防止新生儿抱错现象的发生。医生可以使用手持设备，分别读取母、婴的腕带式智能标签，验证双方是否匹配，不匹配则会发出提示，避免抱错新生儿而出现的不必要的纠纷。

此系统能够提高医院的信息化水平，提升新生儿护理工作的效率，同时能实时保护新生儿的安全，为院方和新生儿家属的各方权益提供保障。

医院产科一旦出现抱错新生儿、恶意调换、新生儿被盗等事故，将导致严重的后果，影响恶劣。因此，医院需建立一套高效可靠的安全管理系统，防止新生儿抱错、新生儿偷盗的发生，在出现任何异常情况时能够及时地向院方示警。事实上，医院通常给母婴佩戴腕带予以标记，但腕带性质脆弱，易被损坏、涂改或调换，不能识别与阻止恶意行为。

基于物联网RFID定位跟踪技术，为母婴佩戴专用的腕带式智能标签，可对母婴进行定位追踪、配对，出现异常情况将自动报警。在新生儿出生时，首先由医务人员给新生儿佩戴新生儿腕表，并将新生儿信息录入到管理系统中（母婴管理系统可与HIS对接数据），使新生儿腕表与新生儿的信息形成一对一的对应关系；为新生儿办出院手续时，医生以专用RFID读写设备在家长的见证下读取新生儿腕表的信息，确保新生儿的信息始终唯一、可靠。

第二节　软件功能介绍

护理人员可通过工作站软件查看所有标签和设备的当前工作状态，在报警时获得详细资料，软件主要功能包括：

1. 工作人员登录/注销，保护密码。

2. 临时解除新生儿腕带式智能标签监控、定时暂停监控。

3. 办理新生儿出院，解除腕带式智能标签保护。

4. 实时查看系统部件的工作状态。

5. 通过报警，定位查找新生儿当前位置。

6. 提供病区电子地图（GIS仿真）。

7. 定位母婴位置并在地图上显示。

8. 对母婴位置状态进行分析追溯。

9. 可回放母婴经停区域和路线。

10. 匹配母婴信息。

（一）安全预案

1. 新生儿被盗报警　禁止新生儿非法离开。

2. 位置异常报警　监测异常行动或停留。

3. 母婴不匹配报警　防止抱错等行为。

4. 腕表防拆报警　禁止非法解除腕表。

5. 产妇主动呼叫报警　紧急时可主动报警。

6. 设备报警　设备故障时报警。

功能：新生儿腕带式智能标签以一定的频率不断地发出无线射频信号，系统接收信号后可以了解每个腕带式智能标签的工作状况。

优势：一旦接收器没有接收到防盗腕带式智能标签发出的特殊信号，计算机系统就会即刻报警，并显示报警腕带式智能标签的详细信息，此时医护人员即可凭相关信息做出相应的处理。

（二）母婴监护管理系统功能

新生儿防盗系统原理是通过在医院安全区域安装信号接收装置，在安全区域与非安全区域安装出口监视器，在新生儿身上佩戴可发送RFID信号且对人体无害的智能标签实现安全监护功能。信号接收装置能随时接收到新生儿所发出的RFID信号，据此信号判断新生儿安全状态，实现对企图盗取新生儿的行为及时报警并追踪信号。系统用先进的技术手段辅助人防手段，升级新生儿防盗系统，提高医院的管理水平和管理层次，不仅能防止新生儿被抱错，而且从根本上杜绝新生儿被盗，有效保护了新生儿安全，保障各方权益。

具体功能如下：

1. 母婴实时识别和区域定位。

2. 新生儿进入禁区报警（新生儿腕带式智能标签被破坏的报警功能、事件地图指示功能）。

3. 硬件设备具备脱系统运行能力（硬件设备可在系统瘫痪的情况下，对本区域的新生儿提供防盗保护功能）。

4. 具有极高的系统响应速度。硬件系统的响应速度快至1.5秒，可对各种事件做出快捷响应。

（三）妇幼服务

1. 产检预约　基于预约挂号号源服务，通过号源识别，为孕产妇提供针对性的产检预约服务。

2. 预约办理医学出生证明

（1）业务场景描述

1）在移动端体检服务程序，由"预约办理出生证"进入。

2）展示提供服务的机构，确保还有剩余预约额度后选定机构。

3）填写预约信息，如办理人身份证号、母婴信息、日期、时点等。

4）确认预约、弹出预约凭证，纳入"我的预约"。

5）后期定时消息、短信提醒。

6）显示预约情况［日期、人数（实名）、时间］。

（2）相关要素：每日开放预约定额。

（3）相关流程：见图13-1。

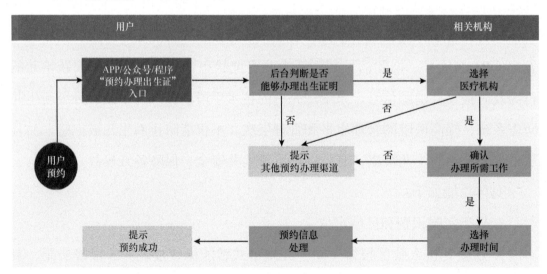

图 13-1　预约办理医学出生证明流程图

3. 展示医学出生证明

（1）业务场景描述

1）在移动端体检服务程序由"医学出生证明"进入。

2）若小孩展示其本人出生证明，则符合条件。

3）若由其监护人展示，还要同时满足两个条件［被监护人已领取电子健康卡（EHC），且实名认证；有监护人证明EHC］。

（2）相关要素：本服务一般在特定场景下，由监护人使用。

（3）相关流程：见图13-2。

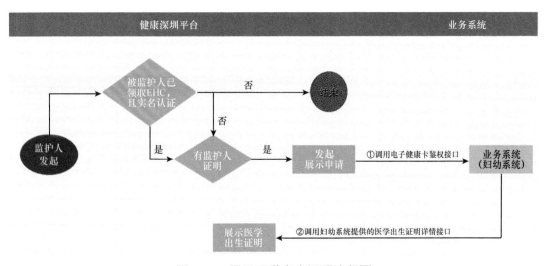

图 13-2 展示医学出生证明流程图

（四）儿童计划免疫服务

提供全程接种指引，接种前自动提醒接种、提示接种注意事项；接种后自动提醒留观及注意事项。实现有序接种，优化接种现场秩序，缓解医生压力，提升接种舒适性和体验感。

1. 计划免疫服务登记

（1）业务场景描述

1）监护人到达计划免疫服务单位，按工作人员指引，出示电子健康卡二维码，被扫。

A. 出示监护人EHC，或儿童EHC均可，计划免疫服务系统自动识别。

B. 扫码设备为扫码枪或扫码墩。

2）扫码后

A. 系统调出儿童和监护人信息，用于线下核实。

B. 计划免疫服务系统核实身份（监护人和儿童）无误后，按工作规程办理。

（2）相关要素

1）有EHC的，直接使用。

2）无EHC的，暂不支持（或延续之前的程序）。

3）此情况一般在忘记带身份证情况下使用。

（3）相关流程：见图13-3。

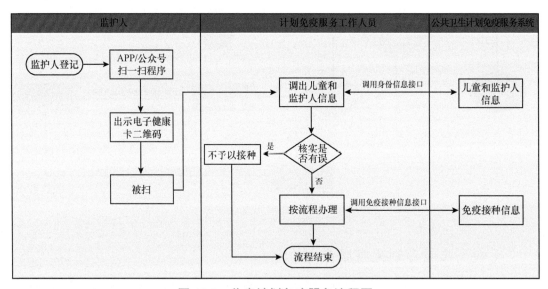

图 13-3　儿童计划免疫服务流程图

2. 二类计划免疫缴费

（1）业务场景描述

1）主扫：扫处方单上二维码，获取处方信息，根据引导完成支付。

2）被扫：被扫码枪或扫码墩扫码（EHC钱包），完成支付后有提示。

（注意：此模式无法获取详细支付项目。）

（2）相关流程：见图13-4。

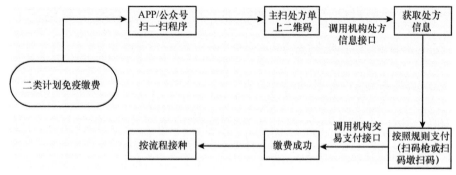

图 13-4　二类计划免疫缴费流程图

3. 计划免疫服务信息查询

（1）业务场景描述

1）在移动端体检服务程序有"计划免疫"信息入口。

2）展示整体周期的预防接种信息，包括①项目；②次序、机构；③预约时间、执行时间。

（2）相关：本服务一般由监护人使用。

（3）相关流程：见图13-5。

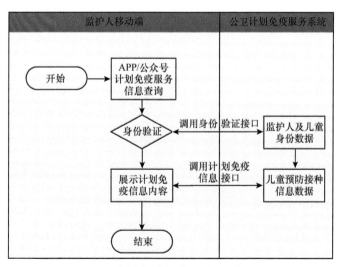

图 13-5　计划免疫服务信息查询流程图

（五）智能标签配对

系统具有新生儿智能标签的配对功能，可增加母亲智能标签、医护人员智能标签、护工智能标签、探望亲属智能标签，用于与指定新生儿智能标签配对。

优势：标签配对便于对新生儿管理，可以从一定程度上避免新生儿错抱事件的发生，保证新生儿的安全。

（六）可充电，有低电量提示

功能：新生儿智能标签内部采用高标准锂离子电池作为电源，可延长智能标签的使用寿命。

优势：选配可充电电池的智能标签，佩戴前充电30～60分钟，即可满足新生儿在院期间的佩戴时间需求。智能标签电量过低时，系统软件会主动提示进行充电。

（七）自动解除误报警

功能：自动解除由于外界干扰及设备不稳定造成的误报警，减轻医护人员的工作量。

优势：在防盗智能标签的使用过程中，新生儿的动作、未佩戴好及外界的干扰等很多因素，会造成系统出现误报警，这势必会影响医护人员的工作。自动解除误报警就少了这个后顾之忧（注：误报警出现的概率极低）。

第三节　系统组成部分及特点

1. RFID子系统　是指2.4GHz无线射频系统的工作区域，工作区采用无线通信方式。对新生儿的状态信息进行快速、及时、高效的数据采集，并对异常情况发出报警提示。系统由新生儿智能标签、信号接收器、出口监视器、门禁报警器、录入器、通信网关、控制电脑及终端管理软件组成。

数据通信子系统能够支持设备之间的数据交互，其中心是以太网POE供电网关，可以随意选择其中的任一端口通过双绞线连接到其他网络设备（交换机、集线器等）的端口。

新生儿专用腕表特点：人体工程学设计；医用硅胶材质；定位+轨迹追踪；支持USB充电；防拆防破坏；松紧可调；表盘可回收使用、可浸泡消毒。

2. 应用软件管理子系统　是指对RFID数据分析处理和整理反馈的区域，由应用软件组成。对人员的状态信息进行快速、及时、高效的数据分析，将人员的状态数据以直观明了的形式展示给用户使用，提供一致、高效的数据查询机制，并实现对历史监控数据的查询、分析与警告提示，并对RFID子系统、通信子系统硬件进行控制。

母婴安全管理系统的特点主要有以下几方面：

（1）需要母婴安全管理系统的原因：母婴安全管理系统可以24小时无间断地监控爱婴区的新生儿，有效地防止各种恶意或者人为疏忽导致的新生儿抱错或者被抱走的事件发生，让术后的产妇可以安心休息，让医护人员可以专注于本职工作。

母婴安全管理系统可以动态地识别、监控爱婴区内的母婴位置和状态，解决静态的HIS不能实现的母婴配对、新生儿防盗等功能，成为HIS的有益补充。

（2）系统的设计理念：母婴安全管理系统借助全球先进的RFID技术，通过识别和感知佩戴在新生儿身上的智能标签及其状态，及时做出相应反应，以达到保护新生儿的目的。

母婴安全管理系统可以通过监控阵列构成一个全方位的防护网，对新生儿进行全方位的保护。

（3）系统的功能特点

1）新生儿的实时识别和区域定位功能：①实时识别病区内佩戴智能标签的新生儿。②实时定位病区内佩戴智能标签的新生儿所在区域。③跟踪记录病区内佩戴智能标签的新生儿的位移情况。

2）新生儿失踪报警功能：系统严密监控病区内佩戴智能标签的新生儿，一旦失去联络，立即报警。

3）新生儿进入禁区报警功能：系统严密监控病区内佩戴智能标签的新生儿，一旦进入禁区，立即报警。

4）新生儿智能标签被破坏报警功能：系统严密监控病区内的智能标签，一旦遭到破坏，立即报警。

5）母婴捆绑监控：系统监控病区内的母亲、新生儿和护士，新生儿未在母亲或者护士的陪同下进入非安全区域（非新生儿所属病房等），将触发系统报警。

6）事件的地图指示功能：系统通过电子地图实时显示病区内佩戴智能标签的新生儿、母亲和护士。

7）发生报警事件时可以在电子地图上实时呈现和指示。

8）历史查询功能：①系统保存运行过程中的各种操作记录，以备日后查询；②系统保存新生儿住院期间位移等事件信息，以备日后查询。

9）极佳的系统安全性：平均功率为1μW，对人员及器械无损害。智能标签与皮肤接触部分全采用医用硅胶材质，无毒无害，不伤害新生儿皮肤。

10）极佳的系统可靠性：智能标签采用全密闭防拆设计，防止恶意破坏和偷盗；硬件系统具备脱系统运行能力，可在软件或者计算机异常的情况下，提供新生儿的防盗保护功能，单个硬件设备具备脱系统运行能力，可在系统瘫痪的情况下，对本区域的新生儿提供防盗保护的功能。

11）极高的系统响应速度：系统响应时间低至1.5秒，可对各类事件做出迅捷反应。

（4）系统的性能特点

1）主动式保护：新生儿防盗智能标签可通过接收器LAR向控制电脑发出信号，使得系统可以及时了解每个智能标签的工作情况，为所有新生儿提供最大程度的安全保护。当某个智能标签电池电量过低时，系统能主动报警提示更换电池，无须逐个进行定期检查。

2）全面监控：每个新生儿防盗智能标签主动地定期发射出其特有的唯一ID编号。控制电脑主动地定期检测所有系统组件是否运行正常，防止各种原因引起的失效。

3）消除误报：出口监视器探测范围可调；可与门禁系统配合使用，报警发生时自动关闭出口大门；防止与其他射频设备互相干扰。

4）防破坏设计：腕带表面含特殊导电材料，能与新生儿防盗智能标签形成回路从而有效防止破坏。一旦腕带被切断，系统立即报警。

5）唯一电子编码：每个智能标签都有唯一编码，不会重复导致混乱；防止"夹带"，新生儿不会被混在正常出院的新生儿中带走。

第四节　四项人性化设计

（一）防水

智能标签采用防水设计，新生儿洗澡时无须将防盗智能标签卸下，保证新生儿安全。新生儿出生后会多次洗澡，这就要求智能标签具有防水功能。标签采用密封设计，在水中仍然可以继续工作。

（二）腕带可调节

新生儿出生后会出现脱水现象，导致体重下降，容易造成防盗智能标签脱落，采用可调节腕带可以防止此类事件的发生。

（三）分区域管理

由于某些医院的产科较大，一旦进行系统管理，容易出现智能标签冲突，造成误报警。病区划分过大也不便于管理，一旦出现问题，无法立刻进行处理。对医院产科以病区的方式进行划分并安装系统，提高了系统的准确性及医护人员的处理效率。

（四）门卫联动

当门禁发生报警，为确保新生儿不被非法带出医院大门，系统会将联动信号发送给医院各个大门门卫，在第一时间告知门卫关注紧急情况的发生，提醒其需要留意产科病区出来的怀抱新生儿的人员。系统还可扩充到使门卫自动捕捉被保护的新生儿腕表信息。

第五节 系统的价值及投入价值

母婴安全管理系统主要具有以下价值：

1. 医院发展的新亮点

（1）符合国家卫生健康委员会已编制完成的"卫生领域RFID与物联网发展规划"的应用要求。

（2）母婴安全管理系统已成为医院电子信息化管理水平提升的新亮点。

（3）母婴安全管理系统满足医院改革"以药补医"机制后，可为医院增加服务性营收渠道。

2. 有效控制医院的交叉感染　系统具备独有的实时定位跟踪和历史寻迹功能，可实时保存患者住院期间的运动轨迹并防止患者闯入禁区，从而降低交叉感染的概率。

3. 新生儿的保护伞　新生儿在医院被盗或被更换的事件一直在发生，并有日益增多趋势。通过参考众多案例，发现发生事故的原因主要有：第一，医院工作人员忙中出错。有时多个新生儿会同时需要护理，医护人员忙不过来，如果再有母亲或新生儿出现紧急情况，很难保证不出错。第二，父母对自己的新生儿不满意。如果对自己的新生儿不满意，又充分了解医院管理上的漏洞，很容易滋生更换孩子的念想，并付诸行动。第三，医护人员出于某种目的调换新生儿。第四，不法分子伺机闯入医院实施盗取新生儿的犯罪行为。而母婴安全管理系统是专门用于医院母婴识别并结合定位防盗功能的系统，具有定位和防抱错及防盗取的功能，因此医院的妇产科采用的母婴安全管理系统能更好地保护新生儿安全，提高医院的管理水平。

母婴安全管理系统的使用不仅能够保障新生儿安全，更重要的是，还可以形成对医院信息系统的有益补充，提高医院管理能力，主要体现在以下方面：

1. 保障新生儿安全　医院每天有新生儿出生，对每一个家庭来说这个新生命都是极其珍贵的，但是新生儿的外貌特征相似，并且不能与外界进行交流，产科医院新生儿抱错和被盗事件时有发生，这些事件不仅给父母造成心灵上严重的创伤，也使医院名声受损，甚至面临被诉讼及经济赔偿的风险。

2. 医院信息化发展的需要　在2009年4月初8500亿新医改的方案公布后，已有医院进行信息化建设，改革医疗管理体制。但对于现在的大医院而言，虽然大多数已经用上了HIS，可目前的HIS因数据采集并不能解决所有的问题，如妇产科新生儿的防盗管理、母婴配对的识别管理等。有了母婴安全管理系统，医院能在孕妇入院和婴儿出生的时候提供相匹配的腕带式智能标签。同时护士根据腕带储存的信息，在医院内进行护理工作的同时，可随时进行记录更新。这份完整的RFID专属文档还可以与医院内部的信息化系统整合，从而使得母婴在住院期间的各种活动记录都能在医院的系统中查询到。如果母婴离开了系统设置的安全区域，系统就会立即报警提示。因此，在新生儿管理方面，医院采用这套母婴安全管理系统不仅能为医院提供先进的管理手段，而且能满足医院信息采集的需要，完善对婴幼儿实时监控管理的数字化，提高医院信息化水平。

3. 提高医院的管理水平　虽然医院现有的管理制度原则上不会让探视新生儿的家属随便进入，同时限制新生儿所在区域的人数，但在实际的管理中很难做到，这就难免导致新生儿抱错或被盗事件的发生。该系统要求在孕妇入院后就开始佩戴母亲标签，等宝宝出生后再制作和妈妈对应的一根防剪式新生儿腕带标签。另外，系统还提供母亲、新生儿捆绑的监控功能，以最大限度减少抱错事件的发生。因此，在新生儿管理方面，医院采用这套母婴安全管理系统对整个产（病）房区域进行监控，可以进一步精简工作队伍、优化工作流程、提高医院的管理水平。

4. 增强医院的竞争实力　在新生儿管理方面，医院采用该系统不仅能够保障新生儿的安全，提高医院的管理水平，而且还能够提升医院的专业形象，间接增强医院的竞争实力。

5. 产品对新生儿无不利影响 该系统对其他医疗器械无干扰影响。而且新生儿腕带也通过欧洲检测标准，无毒无害，无过敏反应，不伤害新生儿皮肤。

6. 减少医疗差错和事故，改善医患关系 由于新生儿对其家庭来说非常重要，一旦新生儿在医院被盗或被更换的事件发生，很容易发生医闹事件，影响医院正常工作的运行。母婴安全管理系统为医院的新生儿提供前所未有的可靠标识及安全屏障，以技术防范手段取代落后的人防手段。因此，在新生儿管理方面，医院采用母婴识别防盗管理系统，能避免丢失新生儿事件的发生，维护就医双方的利益，有利于缓解医患双方的紧张关系。

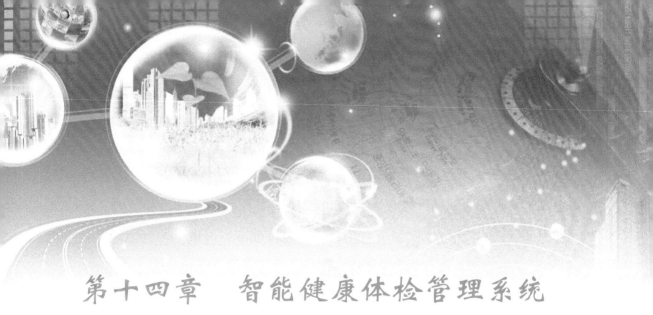

第十四章　智能健康体检管理系统

　　随着社会的进步和经济的快速发展，人们生活质量不断提高，全社会健康意识和疾病防范意识不断增强，健康体检作为防患于未然的主动防御措施日益受到重视。定期体检可以使人们及时掌握自身出现的亚健康状况，从而有针对性地采取措施，改变亚健康状态，达到预防疾病、保健和养生的目的。为给健康和亚健康人群提供更好的健康保健、亚健康调整改善和疾病预防等服务，医院体检中心从检前准备、检中检查到检后服务的每个环节都存在大量工作。为实现资源整合、流程优化、降低运行成本、提高服务质量和工作效率及对服务对象的管理水平，同时满足健康体检快速便捷、资料传输共享等要求，医院健康体检管理的信息化已成为必然。针对医院体检中心原有信息系统功能落后、流程复杂、重复录入、效率低及缺乏数据互通的现象，依托现有的医疗信息平台设计出智能健康体检管理系统，实现套餐、缴费自助、报到自助、报告自助及总检等功能，在提升体检者体验的同时极大地提升了工作效率。

　　智能健康体检管理系统是根据体检单位的实际情况研发的一款软件，它可以与体检系统紧密地结合在一起，全程地为体检者做导检服务，从体检人员到体检单位，引导体检人员体检，尽可能缩短体检时间。体检项目等待人较多时，可到体检项目区等候，等待医生呼叫，医生使用软件呼叫功能呼叫体检人员，可避免混乱插队情况。

第一节 系统功能概述

1. 采用B/S架构，方便医院管理维护。

2. 根据体检现场区域分布，能够智能地引导体检人员，尽可能让体检人员在某区域时先完成本区域所有项目，然后再到下一区域。

3. 系统提供各个体检流程的指示引导。

4. 导诊系统为体检人员提供全程引导，减少导检人员工作量和工作强度。

5. 能够合理地安排餐前餐后项目，尽可能让体检人员先完成餐前项目，以尽早到餐厅就餐。

6. 协助医护人员分流，引导大厅人员流动。

7. 导诊系统能根据单位体检项目的具体情况进行合理安排。

8. 对医护人员进行信息提示，提高办事效率。

9. 能够实时接收HIS传来的体检人员信息，并生成排队队列。

10. 可对各分诊区域患者的就诊状态进行查询、修改、调号等操作，根据需要调整患者排队队列顺序。

11. 通过医生工作站上的虚拟叫号器软件，实现叫号、完成就诊、选呼、重呼、过号等操作。

12. 语音提示及液晶屏显示，能让患者按序就诊，减少患者间因排队产生的矛盾与冲突。

13. 实现医院各个科室动态信息的发布和显示，针对不同科室，发布对应的医院服务信息。

14. 实现全自动智能分诊，挂号后即可开始排队。

15. 当体检人员存在多项检查时，患者不需要重复排队，一个排队号码完成整个排队呼叫。

16. 能实现统一管控分布在医院各个节点的一体化终端显示设备（包括医

院原有的显示终端）。

（一）概述

系统建立在医院信息平台基础之上，信息一次录入，多次被调用，减少重复录入，同时消除"信息孤岛"，实现全程软件管理，确保信息安全，真正实现体检流程顺畅化、操作简单化、数据准确化和集中化、体检结果及时化等目标，满足系统管理、数据访问和安全的高效处理，使得体检前、体检中、体检结果、检查费用等信息与HIS、LIS、PACS、超声系统等无缝链接，减少手动操作，特别是检后服务以大量手工操作为主的业务模式，使相关业务包括费用明细和检查检验结果自动获取、体检总检自动形成、体检报告自动生成及体检后的客户随访、定时服务提醒和短信发送等工作形成整体，使体检中心的业务和服务更加合理和高效。智能健康体检管理系统功能见图14-1。

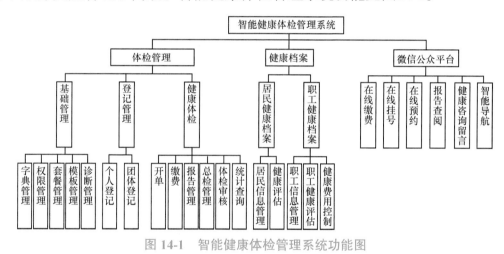

图 14-1 智能健康体检管理系统功能图

（二）主要功能

1. 体检管理 由基础管理、登记管理、健康体检组成。基础管理属于基础功能，包含字典、权限、套餐、模板、诊断管理。字典管理是系统根本，包括人员账号、体检项目字典、科室字典、体检药物字典管理。智能健康体检管理系统通过医院信息平台实现互联互通，字典信息实现自动同步。登记管理包括个人登记和团体登记。体检者可使用身份证通过自助机进行身份登记，也可以由前台护士进行手工信息录入。前台护士通过Excel导入的方式实现团体体检人员信息的快速录入。健康体检是体检系统的核心功能模块，包括开单、缴费、报告管理、总检管理、体检审核、统计查询功能。开单有自助选套餐和医生开立检查项目两种方式。缴费有手机APP、自助机、人工窗三种途径。报告管理分两类：人工录入报告（体格检查）、报告自动获取（检验、检查）。总检管理模块可改变数据不准确、人工操作较多的现状。系统以体检报告发布状态来保证数据的一致性。自动识别体检报告内容的完整性，及时提醒医生总检，减少人工翻查，可查询需总检人员清单。根据录入结果和科室小结推荐总检结果与建议供医生参考。操作留痕处理，记录操作人、时间及结果。

2. 健康档案 由居民健康档案和职工健康档案组成。居民健康档案包括居民信息管理和健康评估。居民信息管理功能依靠医院信息平台的患者主索引（enterprise master patient index，EMPI）实现体检者就医过程的全资料归档（门诊、住院、体检）。健康评估功能为健康数据建模，对健康情况进行评估打分，以直观的数据方式呈现，提高体检者对个人健康情况的认识。

3. 微信公众平台 智能健康体检管理系统PC端的延伸，主要包括在线缴费、在线挂号、在线预约、报告查阅、健康咨询留言、智能导航功能，有助于提高工作效率，减轻医院人员流动压力，提升体检者就医体验。特别是健康咨询留言功能，能够建立客户与体检中心保健医生间进行交流的平台。

（三）系统价值

基于医疗信息平台的智能健康体检管理系统上线后不仅提升体检业务效率、改善体检者就医体验，也节约成本。通过身份证读卡器、扫描枪等设备快速获取体检者身份信息或体检信息，减少手工录入，提高工作效率和质量。使用自助机、APP，进行自助套餐选择、缴费、报到、报告查询与打印，减少排队次数，优化体检流程。依托医疗信息平台、智能健康体检管理系统实现数据的互联互通，做到报告自动归档，报告延时自动提醒及异常值特殊标记等，将总检医生从以往的手工补录报告、电话催报告等烦琐工作中解放出来。

智能健康体检管理系统体现出以体检者为中心、以居民为根本和以预防为主的医疗理念，通过更深入的智能化、更全面的互联互通、更完整的全健康资料整合构建国民健康全生命周期的医疗体检服务体系。智能健康体检管理系统极大地优化体检流程，未来在功能上将继续延伸，特别是体检套餐的推荐、智能体检设备接入等，促进体检工作更高效地开展。

第二节　智能健康体检管理系统详细功能介绍

1. 预约登记　采用体检条码技术进行管理，由于体检号贯穿于系统始终，通过对条码的扫描读取，大大降低了人工输入的出错率，同时也方便了结果的录入和数据的查询。提前预约登记可以提前做好各种准备工作，也可以大大提高工作效率。能实现摄像、打印带图片的体检指引单、打印带相片的体检报告等功能，其报告格式可由医院制定。

（1）登记单位信息：单位信息包含单位代码、名称、地址、联系人、电邮地址、单位类别（公安、学校等）。

（2）登记单位体检分组：单位体检分组包括单位代码、分组名、性别、年龄上限、年龄下限、职称／职务、分组项目。单位体检分组可以按照体检项目的不同分组，可以根据年龄、性别、职称／职务分组，也可以任意分组。

（3）登记体检人员信息：体检人员信息登记分为两部分，基本信息登记和病史登记。

（4）自费项目登记：单位体检中个别人需要加做项目，加做的项目费用自理。

（5）二次约定：对于已经体检过的人，再次体检时可以通过二次预定，以建立完整的个人健康档案。

（6）指引单：打印体检指引单，包含姓名、性别、年龄、预定体检日期、检查项目等信息，并可实现与电子显示屏接口，实现自动分诊排队叫号等。

2. 报表

（1）单位信息报表、乙肝两对半报表、表面抗原报表、单位查环查孕报表、查环查孕证明。

（2）科室工作量、医生工作量统计体检报告。

（3）人员简表、结算报表。

（4）体检收入统计表。

（5）某段时间内的体检收入统计表。

（6）单位体检小结报告。

（7）汇总单位体检情况：统计总计人数，各种疾病的发病人数或体检异常人数。

（8）能与医院正在使用的管理系统（如门诊系统、住院系统、物资系统）连接，提供项目成本核算所需要的报表。

3. 查询

（1）预定历史查询：查询某段时间内各体检单位的预定情况。查询按照体检项目分组显示，并列出名单。

（2）单位查询：根据单位代码或单位名称模糊查询单位信息、预定完成情况。

4. 后台设置

（1）检查科室：科室名称、代码、类别等信息可以由用户自行维护，即进行增、删、改。

（2）检验人员：体检医生或检验医师，即系统用户的信息，可以由用户维护，包括医生工号、名称、性别、权限等信息。

第三节　业务场景描述

（一）预约登记

1. 业务场景描述

（1）移动端

1）在移动端体检服务程序由"预定体检套餐"入口。

2）从列表中选择可预定的套餐，列表分套餐列表和套餐内容两级展示。

● 套餐列表中主要显示套餐名、价格和当前预定数。

● 套餐内容中包含了各类医疗项目（大项）：适合性别和年龄段。

3）预定确认、支付费用、弹出凭证，纳入"我的订单"。

4）引导（提醒）其预约体检时间。

5）后期定时消息、短信提醒。

（2）PC端

1）显示预定情况，包括人数、套餐名、支付情况。

2）批量、定期回复，提醒其预约体检（除外已预约者）。

2. 关键要素

（1）本服务场景对体检机构信息化和体检套餐定义的精细化要求较高。

（2）支付模式包括强制支付和不强制支付。

3. 相关流程　见图14-2。

（二）体检预约

居民可以进行体检预约，根据自身的需求和身体状态来选择预约的体检套餐，同时满足个性化体检需求，之后可以选择体检的时间和体检人，并进行体检费用支付。

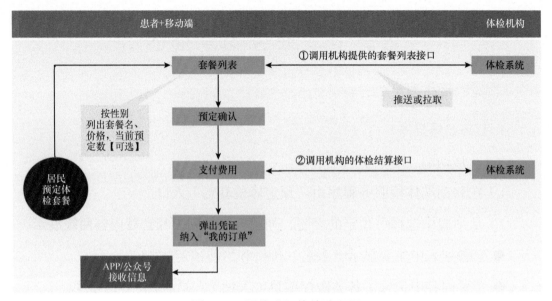

图 14-2　预约登记体检流程图

1. 业务场景描述

（1）移动端

1）在移动端体检服务程序由"预约体检"入口。

2）选择体检机构，可显示预约限额和当前预约数。

3）确保还有剩余预约额度后选定机构。

4）填写预约信息，如时间、地点、项目等。

5）确认预约、弹出预约凭证，纳入"我的预约"。

6）后期定时消息、短信提醒。

（2）PC端

1）显示预约情况，包括人数和时间等信息。

2）每日根据身份证号和项目自动核对到达率。

2. 相关要素

（1）本服务场景比较粗线条，每日开放预约定额。

（2）用户存在体检项目没有执行完的情况。

3. 相关流程　见图14-3。

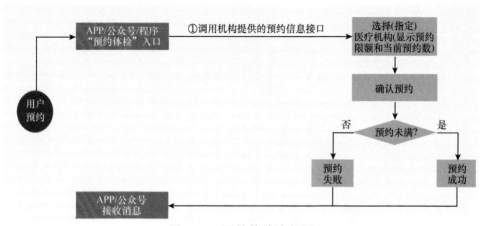

图 14-3　预约体检流程图

（三）体检报告查询

1. 业务场景描述

（1）在移动端体检服务程序由"体检报告"入口。

（2）系统读取信息、获取关联信息。

（3）系统根据身份执行：显示①体检报告进展（是否已审核发布）。②展示报告内容。③报告解读（EHC用户）。

2. 相关要素　本服务的关键是数据接口规范，要能支持比较灵活的体检报告显示方式。

3. 相关流程　见图14-4。

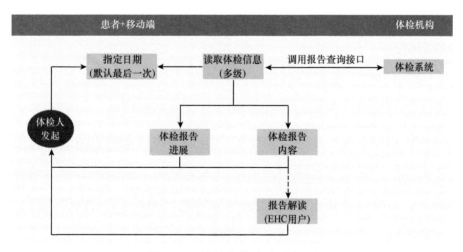

图 14-4　体检报告查询流程图

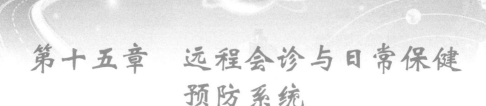

第十五章　远程会诊与日常保健预防系统

远程会诊与日常保健预防系统，是指通过通信网络将远端的居民生理学信号和医学信号传送到监护中心进行分析，并给出相应的诊断意见和建议或及时采取医疗措施的一种技术手段，主要实现电子文档共享、PPT演示、公开会诊或私聊、传送图文资料、多类会诊同时启动、录存会诊内容、视频电话会议等功能。

应用：在全程健康监护服务方面，健康预警、用药跟踪；在健康指导干预方面，健康干预、健康在线指导、健康数据智能实时分析、家庭成员提醒。远程会诊与日常保健预防系统主要功能如下：

1. 全程监护服务平台　居民可通过登录服务平台，查询监护信息及自己的健康档案信息。

（1）健康预警：平台对全程监护的数据，使用已有的医学分析模型综合分析患者的监护数据，当出现身体异常时会发出预警信息，提醒专业的医护服务人员进行鉴别和干预。此外，系统还会结合一些其他的监测数据对患者进行全面的监护保护，如当患者在房间可能出现突然向下跌倒的时候，结合血压、脉搏等状况，系统会分析出患者可能已经跌倒，同样会发出预警信息，提醒医务人员进行确认。

（2）用药跟踪：对特殊人群服用的药品，通过智能化的RFID识别技术，实现智能化的用药跟踪服务，如服药时间、服药剂量等。

（3）健康干预：专业的医护人员根据系统发出的预警信息，首先对监护数据进行人工分析，在必要的时候，通过网络向患者或者家属核实患者身体状况，并可以指导患者或家属进行现场的应急急救。针对不同用户的身体情况，系统提供可定制化的监护计划管理功能。

（4）健康在线指导：专业医护人员可以在线通过语音、文字、视频等方式对老年人或其亲人进行现场的健康指导。

（5）健康数据智能实时分析：基于积累的个人健康服务基础数据，在分析以往历史数据的基础上提取个人的个性化数据，再叠加实时监测数据，利用医学理论、健康评估模型、智能挖掘和分析技术，由系统综合自动评判个人健康状况，对健康预警等功能提供数据分析支持。

（6）家庭成员提醒：特殊人群可能存在自理能力差、患病较为严重而需照顾等问题，故智慧的特殊人群健康监护还将患者与家庭成员进行绑定，通过短信、邮件等多种方式对患者的家庭成员进行各类提醒。如患者复诊的相关信息、定期随访检查提醒及季节性注意事项等智能化贴心服务，使得特殊人群的照顾者也可以依托智能化平台，给予患者悉心的照料。

2. 家庭医生服务

（1）家医签约：在线提供健康咨询、慢性病随访、健康管理、延伸处方等服务，转变服务模式，增进医患互动，改善签约服务感受。居民可以选择家庭医生进行签约，提供线上签约、PC签约、上门签约等各种方式，支持签约协议查看，签约居民不仅可享受后续家医服务，还可根据需求提供有偿签约服务。

1）业务场景描述：①在移动端家医服务程序中有"家医签约"入口；②居民根据指引页面提交家医签约业务；③等待家医团队审核同意，即完成家医签约，推送相关信息。

2）被扫：①家医成员进入签约页面后扫居民EHC；②居民EHC被扫后，完成签约，并立即提示相关信息。

3）主扫：①居民在"家医签约"页面扫家医团队成员EHC；②家医团队成员EHC被扫后，完成签约，立即提示相关信息。

（2）相关要素

1）为推进家医签约，要能支持至少包括线上签约、PC签约和上门签约三种模式。

2）要支持线上分享、推荐模式。

（3）相关流程图

1）主扫移动端流程见图15-1。

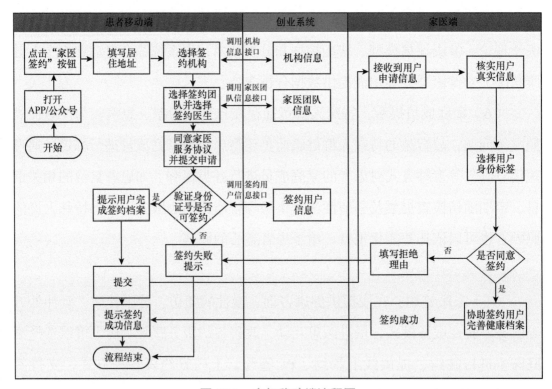

图 15-1　主扫移动端流程图

2）被扫场景流程见图15-2。

3.家庭医生医患互动

（1）业务场景描述

1）在移动端家医服务有"家医互动"入口。

2）居民发起互动咨询。

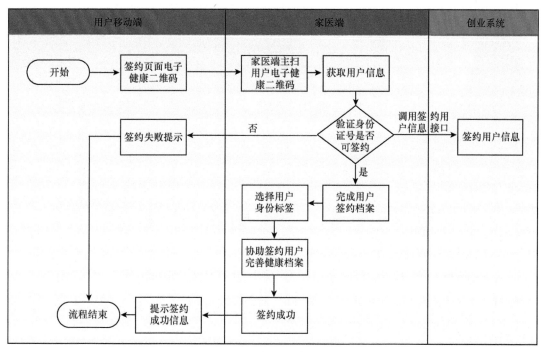

图 15-2　被扫场景流程图

（2）模式

1）留言模式（留言），后期支持聊天模式（即时）。

2）支持文字、图片，后期支持语音、视频模式。

（3）相关要素

1）多个相关场景进入本场景，如医生单独发起、从健康社群中发起等。

2）需要有咨询的结束机制，用于统计和考核。

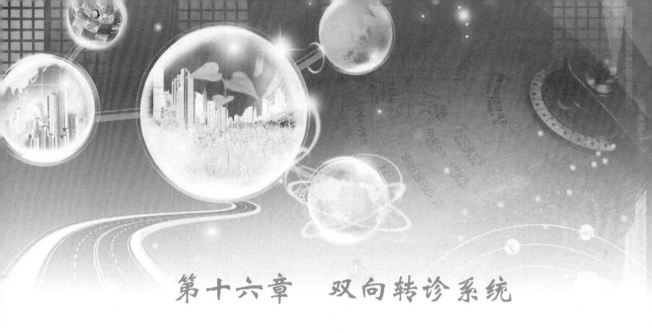

第十六章 双向转诊系统

双向转诊系统是跨越医院与基层卫生服务机构间的桥梁，主要由核心服务模块、公众健康服务模块、社区预防保健管理模块、决策支持模块和监督考核模块构成。

双向转诊是为实现"小病去社区，大病进医院，康复回社区"的目标而根据病情和人群健康的需要所进行的社区与医院间转院诊治的过程。目前，基于区域协同医疗服务信息平台的双向转诊已成为发展趋势，国内不少城市已开始了相关研究和实践，如南京市鼓楼区双向转诊管理系统、上海市长宁区社区卫生双向转诊信息平台等，目前武汉市也正着手准备以33家医院为试点开展基于区域协同医疗服务信息平台的双向转诊系统。

在国家层面上，依托区域信息化的平台进行双向转诊的工作就曾在《中共中央国务院关于深化医药卫生体制改革的意见》中明确提出过，以建立居民健康档案为重点，构建乡村和社区卫生信息网络平台；以医院管理和电子病历为重点，推进医院信息化建设；利用网络信息技术，促进城市医院与社区卫生服务机构的合作，逐步实现社区首诊、分级医疗和双向转诊。有理由相信，立足于区域协同医疗服务信息平台，国内的双向转诊工作必然会有所推进，医疗资源的公平配置也会有所依托。

第一节 双向转诊系统主要功能

1. 提供诊疗信息共享、既往信息查阅、合理用药提醒、远程会诊、转诊指征智能提示、双向转诊流程管理、对转诊各方的适时定量考核等。

2. 以居民健康档案为基础，提供包括电子病历、居民健康档案、转诊会诊医疗信息、检查影像等数据流通和共享渠道、档案信息的授权使用和分级隐私安全管理、患者随访等。

3. 公共卫生信息监测与发布，能对双向转诊各方行为进行监督评估和考核，并向公众及时公布考评结果的决策支持与监督考核模块等。

4. 向公众普及基本健康知识，提供慢性病自我康复保健在线咨询，提供专家咨询及检查检验结果查询、用药咨询、疾病预防提醒。

5. 转诊申请 根据患者病情申请（或直接完成）对患者的转诊，自动携带患者的转诊资料。

6. 转诊受理 优化就诊流程，提供最便捷的接诊服务，包括扫码接诊、自助接诊及含手机信用转诊报到，对转入本医疗单位的患者进行受理，表示此患者在本医疗机构已经受理接收了，接诊治疗后给予回传单，同时给予相关的建议及方案；患者报到后，应自动排列到对应队列候诊，并以短信或消息等方式对患者进行候诊、就诊提示。

7. 转诊登记 对需要从本医疗单位转往其他医疗单位的患者进行登记。如果以前进行过转诊登记就可以点击"查询"按钮，查询以前登记的信息，选中之后可以点"确定"，将以前登记过的患者基本信息作为本次转诊的登记信息进行登记。

8. 统计各社区服务中心/站每月（年）的双向转诊情况并形成报表。

第二节　系统框架及主要功能设计

系统框架基于区域协同医疗服务信息平台的双向转诊系统以信息化标准及安全体系为保障，以基础设施层为依托，以数据中心层为支撑，在区域协同医疗服务信息平台层的基础上构建双向转诊系统应用层。其中，基础设施层包括平台系统建设所涉及的网络、硬件、操作系统和通信系统等硬件设施，它是双向转诊系统运行发展的基石；数据中心层构建采用大数据集中管理与共享业务模式的市级数据中心，集中存储双向转诊业务数据，为系统提供数据支持，主要包括电子病历数据库、电子健康档案数据库和转诊业务数据库等相关数据库；区域协同医疗服务信息平台层包括公共服务平台、工作流平台、数据交换平台、数据共享平台和GIS平台等，旨在为双向转诊系统的实施提供业务支撑；双向转诊系统应用层则是系统的具体实现，完成双向转诊的有关功能。基于区域协同医疗服务信息平台的双向转诊系统总体框架如图16-1所示。

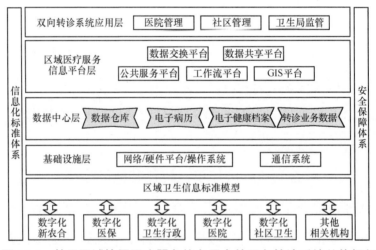

图 16-1　基于区域协同医疗服务信息平台的双向转诊系统总体框架

系统采用B/S为主、C/S为辅的网络模式。医院与社区访问双向转诊系统采用B/S架构的设计方案，其优点是系统更容易实施部署，并易于满足社区或医院用户的定制化需求及被用户灵活应用。同时，社区或医院用户可以在任意信息节点，不会受到终端硬件配置和安装软件的局限，只需通过浏览器上网的方式操作，方便提取和访问双向转诊相关数据信息。数据中心则采用C/S架构管理数据，其优点在于能够充分地保证系统数据传输和刷新的实时性，并充分利用电脑终端的性能，高效地处理大量双向转诊的数据，有效保障系统的运行。

双向转诊系统根据服务对象可分成社区管理、医院管理、卫生监管三个子系统模块。其中，社区管理子系统模块主要完成社区对医院上转过程中的相关处理，包括社区上转、社区上转回复、预约申请、预约申请回复、出诊请求、出诊回复、疾病会诊申请、疾病会诊回复、实时指导申请、实时指导回复和医院下转处理等功能；医院管理子系统模块主要完成医院对社区下转的相关处理，包括社区上转回复和医院下转等功能。

第三节 系统业务流程及建设要求

1. 双向转诊业务流程 双向转诊从社区卫生服务中心/站开始。对于一般患者，社区通过电话、网络与医院双向转诊办公室取得联系后由患者自行前往即可，部分需住院患者可经社区直接联系医院住院部。而对于急危重症患者，社区需派专人护送。患者到达医院双向转诊办公室后由转诊办公室人员安排就诊，患者在就诊中享受双向转诊的相关优惠政策，如两免四减一优先（免收挂号费、免诊查费；减免住院床位费15%、减免物理检查费10%、减免化验检查费10%、减免治疗费5%；优先就诊）；患者在医院就诊后按照具体情况进行处理：①康复出院；②需住院，则联系住院部办理住院；③需转院的情况，则联系其他医院的双向转诊办公室进行转院治疗；④住院和转院中病情稳定后的患者转回社区进行康复治疗。

双向转诊业务流程如图16-2所示。

2. 上转流程 患者根据病情需要可从社区上转到医院进行治疗。社区卫

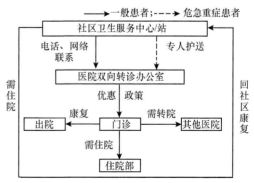

图 16-2 双向转诊业务流程图

生服务中心/站首先完善患者电子健康档案等转诊信息，将转诊信息导入市级数据中心转诊业务数据库中，并生成转诊标识，同时向医院进行网上请求和预约时间、科室、专家；医院从转诊业务数据库中导出患者转诊信息，进行相应安排后通过网络、电话对社区的请求进行回复并告知时间、科室、专家；患者则持转诊标识到医院双向转诊办公室，由该办公室安排就诊事宜（如专家看诊、检查、会诊、住院、转院、出院等）；最后将患者在医院产生的电子病历信息（如检查结果、会诊意见、健康指导等）导入转诊业务数据库。

3. 下转流程　患者经治疗病情稳定后，根据需要可回社区进行康复治疗。医院双向转诊办公室首先将患者电子病历等转诊信息导入转诊业务数据库中，同时通过网络、电话告知社区患者下转事宜；社区则从转诊业务数据库中导出患者电子病历等转诊信息，待患者持转诊标识回社区后安排康复治疗；最后社区将患者在社区进行康复治疗产生的数据导入转诊业务数据库中，并对患者整个就诊过程产生的信息进行归档。

患者转诊参考指征的制定，是双向转诊系统有效运行的基础。由于社区对就诊的大多数疑难急危重症患者的诊断不明确，在制定具体上转指征时应以患者的症状作为转诊指征，少量诊断明确的慢性病则以病种制定转诊指征；在医院就诊的疑难急危重症患者大多诊断已明确，制定医院下转和医院互转具体指征时应以病种制定转诊指征。由于各医院和社区诊疗水平存在较大差异，具体的转诊指征可由医院和社区协商制定。

根据双向转诊的基本原则、参考指征、标准和流程等，构建双向转诊的激励与约束机制，是双向转诊系统有效运行的可靠保障。政府应完善政策配套措施（如医保政策），加强对双向转诊的监管和考核，建立起政府对双向转诊的激励与约束机制，对按照要求开展双向转诊的医院或社区给予适当的奖励，反之进行惩罚；同时应建立起对居民的激励与约束机制，从而推动双向转诊系统工作的深入开展。

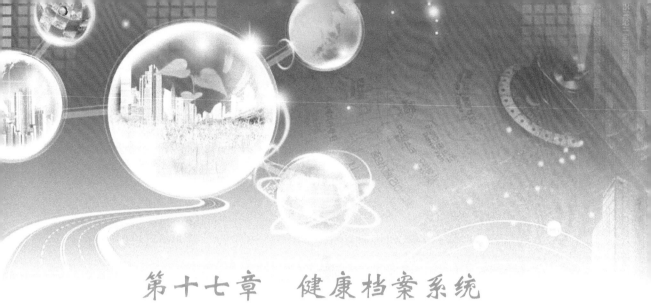

第十七章　健康档案系统

健康档案一方面能够优化患者的就诊流程，记录临床路径，使医嘱能够通俗化、人性化展示，提高患者就医质量，同时还有利于降低医疗风险，提高患者信赖程度；对于医护人员而言，健康档案有利于门诊和住院、医生和护士、临床和医技病历的一体化，实现闭环的医嘱和护嘱，促进精细化管理。同时，该系统能够帮助移动病房、移动护理实现无纸化，记录快捷、使用方便，使病例检索、病例分析、随访成为可能。

该系统基于数据全面整合的质控体系，提供移动的、智能的、闭环的、多维的质控，提高医院医疗质量，实现纸质病历与电子病历一致性，促进优质护理的推行，与运营管理高效协同，推进医院全成本核算和绩效的精细化管理。除此之外，科研、教学方面，健康档案系统的建设，能够促进科研、教学、临床一体化和规范化，促进科研与临床之间的相互推动，提高医院的核心竞争力，支持和促进医院临床知识库的建立，为临床诊疗过程提供决策支持。

健康档案系统包括符合国家标准的居民健康档案、全程就医记录、自我健康管理的相关资料（包括自填、自传的检验检查报告数据、文字和图片等），覆盖各阶段、各类型的医疗、保健资料，用于医生参考。

电子病历共享系统是基于接口引擎，实现智慧医疗各个分系统之间互联，将分散在不同系统的数据在医护人员需要的时候能够被快速地访问，达到信息共享和综合利用的目标。

电子病历共享系统采用开源的接口引擎，可以实现异构消息的转换和路由，而且它将消息的接收、过滤、转换和转发逻辑完全分开，确保各模块可以独立开发和独立维护，而不会互相影响。它的接口模型由四部分组成：

1. 源连接器 用于从外部系统接收各种消息（如HL7、SQL、SOAP和XML等）。

2. 过滤器 基于一系列规则决定哪些消息该接收，哪些消息该拒绝。

3. 转换器 通过一系列步骤将源消息转换成目标消息。

4. 目标连接器 将转换后的消息输出到外部系统。

（一）健康档案调阅

提供健康档案调阅服务，通过身份验证的居民，可在公众健康门户查询自己的健康档案，包括历次医院就诊诊疗信息、公共卫生服务信息，以方便居民了解自身健康状况。

居民在维护自己基本信息的同时，可以设置自己健康档案的调阅权限，保护居民隐私信息，在有居民本人授权的情况下才可以调阅，居民还可以按数据范围设置使用授权，可设置是否允许将健康监测数据推送给自己签约的家庭医生。

（二）健康档案查询

1. 业务场景描述

（1）在移动端体检服务程序有"健康档案"入口。

（2）展示本人的完整健康档案信息。

（3）若要查阅他人的健康档案信息，必须满足下面两个中的任一个。

1）未满18岁，且为监护人关系。

2）成年人，有本人授权（绝对授权和相对授权）。

2. 相关要素 健康档案有别于电子病历。

（三）就医信息查询

1. 业务场景描述

（1）在移动端体检服务程序有"就医记录"入口。

（2）展示本人的完整就医记录信息。

（3）若要查阅他人的健康档案信息，必须满足下面两个中的任一个。

1）未满18岁，且为监护人关系。

2）成年人，有本人授权（绝对授权和相对授权）。

2. 相关要素　就医记录有别于健康档案。

（四）健康档案及就诊信息查询流程

1. 健康档案信息查询（自查）流程　如图17-1所示。

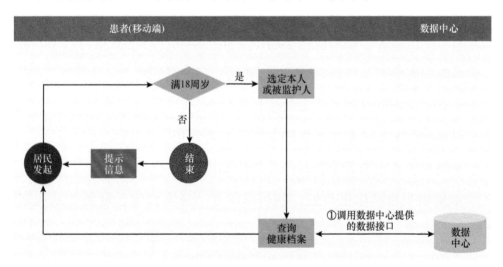

图 17-1　健康档案信息（自查）流程图

2. 门诊查询健康档案流程　如图17-2所示。

（五）电子病历

电子病历也称计算机化的病案系统或称基于计算机的患者记录、它是用电子设备（计算机、健康卡等）保存、管理、传输和重现的患者数字化的医疗记录，能够取代手写纸张病历。它的内容包括纸张病历的所有信息。美国国立医学研究所将其定义为：电子病历是基于一个特定系统的电子化患者记录，该

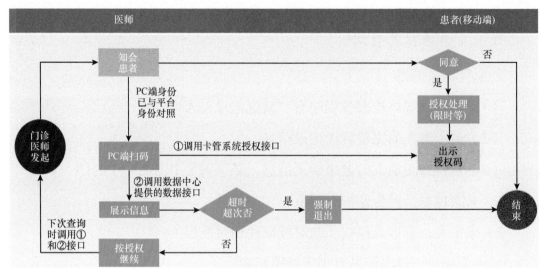

图 17-2　门诊查询健康档案流程图

系统可为访问用户提供完整准确的数据，给予警示、提示，且具有临床决策支持系统的功能。

美国卫生信息和管理系统协会将电子病历的功能特征概括为八个方面：

1. 当医疗需要时，可随时随地地访问患者健康档案。

2. 采集和管理就诊和长期的健康档案信息。

3. 起到医疗服务过程中医生的主要信息源作用。

4. 辅助为患者或患者组制订诊疗计划和提供循证医疗。

5. 采集用于持续质量改进、利用率调查、风险管理、资源计划和绩效管理的数据。

6. 采集用于病案和医疗支付的患者健康相关信息。

7. 提供纵向、适当过滤的信息来支持医疗研究、公共卫生报告和流行病学活动。

8. 支持临床试验和循证研究。

电子病历强调发挥信息技术的优势，提供超越纸张病历的服务功能。它具有传送速度快、共享性能好、存储容量大、使用方便和成本低等优点，同时，也为患者、医护人员、医院管理人员等带来了极大的便利。

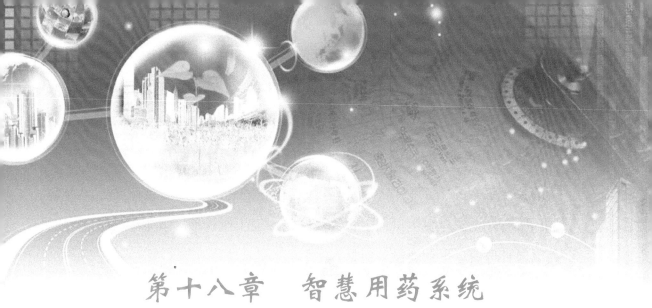

第十八章　智慧用药系统

本系统包括药品说明书、用药简要说明和警示，针对最近处方的用药提示，家庭小药箱，中西药配伍禁忌，规划和设计用药方案。

主要功能有以下几个方面。

（一）合理用药电子预警

合理用药电子预警管理主要实现药品使用和归总等环节的管理，即事前预警、事中控制、事后分析，从而为医生在看病诊疗过程中对药品的使用提供辅助。

合理用药电子预警管理平台已经实现的主要功能：

（1）用药预警监测：实现对医药处方监测的审查和提示，及时预警药品安全问题，并对异常信号自动监测，及时预警可疑药品不良反应、假药劣药和异常用药；抗生素流程及用量使用限制等。例如，单张处方不能超过500元，除非有医师或主任的特殊批复。

（2）医药记录审计：可以在事后根据实时开药记录进行审计管理。

（3）医药查询统计：实现对医院和内部人员使用抗生素的排名等信息的统计与详细内容查询；通过对关键数据比较，从而发现开药、用药的问题及原因，如药物异常情况等。

（4）对医疗行为全过程、全方位的动态管理与监督。

（5）整合医学科研资源，使医务人员快速掌握最新医疗技术和方法。

通过与智慧医疗卫生信息平台的集成，实现对全市医疗服务机构药品采购、开方、使用、归档过程中的预警信息的掌控。

（二）药品管理

建立地区基本药品目录，统一各医疗机构的药品字典信息标准，无缝覆盖地区所有公立医疗卫生机构（含县级医院、卫生所、社区卫生中心），完成药品流通管理信息平台建设，包括：

1. 药品字典管理子系统　建立基本药品目录，统一管理，维护各医疗机构的药品字典信息。

2. 医院药品使用监测管理子系统　通过与各医疗机构数据接口对接，采集医院日程运行中的药品流通信息上传到卫生局卫生信息中心，通过对卫生局卫生信息中心数据的挖掘和分析，实现对各医疗单位用药情况的实时管理与监督，目前重点实现对药品进销存情况、药品进货渠道与价格、低价药品使用情况、抗生素使用情况、药品优惠政策执行情况等的监查。

第三篇
智慧医疗精选案例

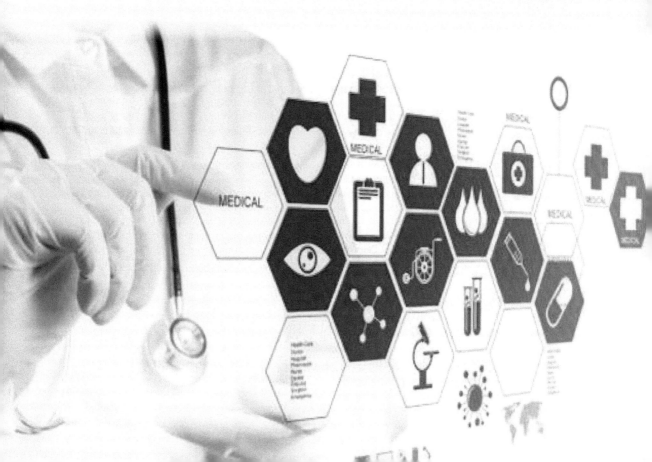

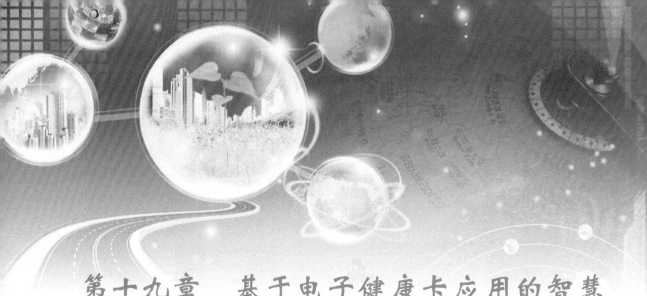

第十九章 基于电子健康卡应用的智慧医疗案例

案例编号	智慧医疗案例-001
案例名称	基于电子健康卡应用的智慧医疗
案例作者	金新政
作者单位	华中科技大学同济医学院
知识产权负责单位	深圳市新开元信息技术发展有限公司
行业	服务业
案例语种	中文
案例类型	描述型
中文关键词	电子健康卡；云计算；大数据；机器学习；区块链
英文关键词	electronic health card; cloud computing; big data; machine learning; blockchain

中文摘要	为实现健康深圳的电子健康卡业务承载，全市电子健康卡持卡用户实现跨机构、跨区域就医，实现电子健康卡在医疗机构、公共卫生、计生机构、商保等多领域中的应用，本案例旨在建设深圳市统一的、开放的独立第三方电子健康卡管理平台，对电子健康卡的生命周期进行管理，受理电子健康卡的发行和验证。同时，通过跨域主索引系统建立统一身份标识，支持各医疗机构间的索引互认，方便行政管理部门进行电子健康卡监管
英文摘要	In order to fulfill the e-health card business hosting in healthy Shenzhen, users of city e-health card have access to the medical services across institutions and regions for the application of e-health cards in medical institutions, public health, family planning institutions, business insurance and other fields. This case aims to build a unified, open and independent third-party management platform of e-health card in Shenzhen, which can manage the life cycle of the e-health card, including the issuance and verification of the e-health card. Meanwhile, the unified identity is established by using the cross-domain primary indexing system to support index mutual recognition between medical institutions, which can facilitate the administrative department to supervise the e-health card

1. 应用目标

（1）电子健康卡发放：电子健康卡将融合现有医疗机构发行的就诊卡、社保卡、市民卡等各类实体卡，实现多卡融合统一。电子健康卡的发卡途径有：

1）医院现场发卡：居民在医院专门的发卡窗口通过刷身份证提交个人实名信息，通过二维码打印机将电子健康卡二维码以二维码贴的形式打印出来发放给居民，居民可将其粘贴在社保卡或病历本上。这种方式适用于不使用智能手机的居民。

2）健康深圳APP发卡：居民打开APP的电子健康卡模块，通过提交实名制信息，申领电子健康卡。

3）深圳卫健委和健康深圳公众号发卡：居民打开深圳卫健委和健康深圳公众号的电子健康卡模块，通过提交实名制信息，申领电子健康卡。

4）云闪付APP发卡：居民打开云闪付APP的电子健康卡模块，通过提交实名制信息，申领电子健康卡。

5）支付宝发卡：居民打开支付宝的电子健康卡模块，通过提交实名制信息，申领电子健康卡。

6）微信小程序发卡：居民打开电子健康卡微信小程序手动输入姓名和身份证号〔或者上传身份证照片，通过光学字符识别（OCR）技术自动获取身份证信息〕，再通过微信实名认证服务进行实名认证，认证通过后小程序对接电子健康卡管理平台生成电子健康卡，并将电子健康卡存放于微信小程序和微信卡包。

7）自助终端：用户可在医院自助终端上提交实名制信息，申领电子健康卡。

（2）电子健康卡线下就诊使用：居民至医疗机构就诊时，通过健康深圳APP、深圳卫健委和健康深圳公众号及中国银联、商业银行、各类非银行支付机构、各类APP互联网应用出示电子健康卡或纸质载体，任意情况下，医疗机构的窗口、自助服务终端均可识读电子健康卡并进行电子健康卡验证，验证通过后识别居民身份信息，进行后续各类流程操作。

（3）电子健康卡线上健康服务：居民通过健康深圳APP、深圳卫健委和健康深圳公众号、中国银联、商业银行、各类非银行支付机构、社保、各类APP互联网应用进行电子健康卡注册后，让居民获得线上的健康服务。健康服务可包括查阅自己的电子健康档案，医院的检查检验结果，在线咨询病情，了解健康常识，还可进行预约挂号服务、个人健康管理、预防接种、儿童健康管理、孕产妇健康管理、老年人健康管理、慢性病患者健康管理、中医药健康管理等。

（4）移动支付：居民持电子健康卡在医院就诊时，可通过健康深圳APP、深圳卫健委和健康深圳公众号、中国银联、商业银行、各类非银行支付机构、社保、各类APP互联网应用查询待缴费订单，实现统一支付。对于深圳市内已经开通了医保移动支付服务的医院，绑定社保卡后，可实现医保移动支付功能，让居民就诊时少带一张卡，免去窗口排队，大大节约居民就诊时间。

2. 关键技术

（1）云计算技术：云计算是一种基于网络的计算服务供给方式，它以跨越异构、动态流转的资源池为基础提供给客户可自治的服务，实现资源的按需分配、按量计费。在本项目中，资源池包含了计算存储等基础设施资源，也包含了健康医疗应用服务资源。

云计算主要包含两个层次的含义：从被服务的客户端看，在云计算环境下，用户无须自建基础系统，可以更加专注于自己的业务。用户可按需获取网络上的资源，并按使用量付费。深圳市健康云平台完全采用云计算架构进行设计，在IaaS层和PaaS层之上，构建SaaS应用系统，医疗卫生机构可以通过购买云服务的方式，即可获得医疗卫生服务过程中所需的IT资源，不再需要进行IT基础建设投入。从云计算后台看，云计算实现资源的集中化、规模化。能够实现对各类异构软硬件基础资源的兼容，还能够实现资源的动态流转。深圳市健康云平台在PaaS底层平台的基础上，为健康卫生应用服务资源的异构整合、调度分配、运行监管提供了有力的工具支撑，以实现健康卫生应用服务资源动态流转，充分利用，实现集约化建设和统一管理。

（2）大数据技术：研究机构Gartner对于"大数据"给出了这样的定义，需要新处理模式才能具有更强的决策力、洞察发现力和流程优化能力来适应海量、高增长率和多样化的信息资产。IBM用4个特征定义大数据：数量（volume）、种类（variety）、速度（velocity）、真实和准确（veracity），认为大数据是庞大容量、快速流转、种类丰富、真实准确的数据集合。

大数据涉及数据的采集、管理、存储、解析和可视化等过程，按照大数据处理的三个处理阶段，将大数据技术分为四类：数据采集与预处理、数据分析、数据解释以及其他支撑技术，基于流程的大数据的技术架构如图19-1所示。

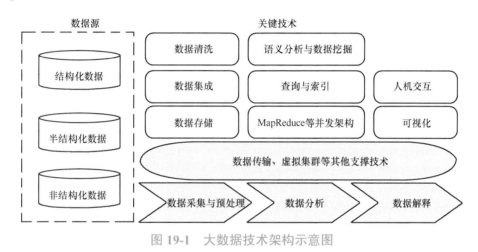

图 19-1　大数据技术架构示意图

（3）机器学习和人工智能：在电子健康卡移动应用平台中应用如下。

1）电子病历：支持向量机和光学字符识别是用于文档分类的机器学习系统的基本组件。这些技术的应用案例包括MathWorks的MATLAB和谷歌的云视觉API。MIT临床机器学习小组的重点之一是开发基于机器学习的智能电子病历技术，其理念是开发"安全，可解释，能从少量标记的训练数据中学习、理解自然语言，并能在医疗环境和机构中很好推广的强大机器学习算法"。

2）个体化用药：关于使用机器学习和预测分析来定制针对个人的特异性治疗潜能，目前正处于研究中。如果成功，这一策略可以优化诊断和治疗方案。目前，研究的重点是有监督的学习，医生可以利用遗传信息和症状缩小诊断范围，或对患者的风险做出有根据的推测，这可以促进实施更好的预防措施。预计未来10年，先进的健康测量移动应用及微生物传感器和设备的使用将激增，这将提供丰富的数据，进而有助于研发和制订更好的治疗方案。

3）人工智能与影像辅助诊断：影像辅助诊断的技术原理主要分为两部分，图像识别和深度学习。首先计算机对搜集到的图像进行预处理、分割、匹配判断和特征提取等一系列的操作，随后进行深度学习，从患者病历库及其他医疗数据库搜索数据，最终提供诊断建议。目前来说，影像辅助诊断的准确率较精准，对临床结节或肺癌诊断的准确率相较于放射医师高出50%，可以检测整个X线片面积0.01%的细微骨折。

（4）门户（portal）技术：门户提供包括内容聚合、单点登录、个性化定制和安全管理等服务的基础Web平台。门户将遵循JSR 286规范。一个Portal由多个Portal Page组成。每个Portal Page都包含了多个Portlet。一个Portal Page的结构如图19-2所示。

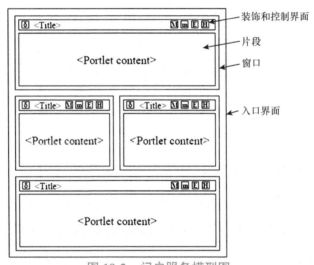

图 19-2　门户服务模型图

在本项目中，应用门户根据用户的不同，主要分为健康医疗从业人员门户、公众门户和管理者门户。三种门户都需提供共享信息浏览功能，但同时三种用户根据自身权限在门户上要完成一定的医疗行为的操作和信息交流。本项目中的健康网是一个在Web环境下的统一互联网访问门户，将具备集成并统一展示各业务应用系统界面、统一用户/机构认证和授权、实现单点登录、使用HTTPS实现端到端Web信息安全访问、支持多种浏览器等功能。

（5）区块链技术：从区块链现阶段的技术和应用来看，其核心是分布式数据存储、点对点传输（P2P网络）、共识机制、加密算法等已有计算机技术。随着区块链应用的不断深入，对这些核心技术也将不断提出新的和更高的要求。共识机制、安全算法、隐私保护等相关技术领域的研究成果会对区块链技术和应用的跨越式发展起到重要作用，对这些技术的持续创新和突破将非常关键。

1）共识机制：公有链方面，目前常用的共识机制存在性能低、能耗高的缺点。侧链技术也只能在某些特定条件下解决部分问题。联盟链目前的主流共识机制大多基于PBFT及其改进的算法，虽然加入权限控制能获得性能的大幅提升，但也同时牺牲了一部分共识的效率、约束、容错率等方面的性能。

针对医疗健康这一典型场景的、具有普适性的、更优的共识算法及决策，将会不断出现。

2）安全算法：安全性对于以金融级应用系统为代表的系统尤显重要。一方面，目前采用的大多数传统的安全类算法，存在潜在的"后门"风险，需要逐步替换成更加安全的国密算法，算法的强度也需要不断升级；另一方面，还要防止一些新技术，如量子计算，对传统安全算法的冲击甚至颠覆。

3）隐私保护：目前，区块链相关的隐私保护环节还比较薄弱。尤其是对敏感数据需要平衡隐私保护和合规监管。信息隐私保护技术，如零知识证明、同态加密等，是本项目的一个基础技术支撑。

以上核心技术偏计算机底层技术，其发展需要相当大的人员和时间投入，将是一个不断递进的过程。相关企业、科研机构、高等院校等在这些领域的研究成果和相互间的协作贯通方面对区块链技术发展十分重要。

3. 就医流程　围绕居民到院就诊构建应用场景，体现电子健康卡的就医便捷性及费用支付的灵活性，并随着电子健康卡应用的普及来提高医院的医疗服务效率。

居民通过移动应用APP、各服务公众号等可实现预约挂号、移动支付、查询电子健康档案等线上应用。居民通过自助终端实现自助打印检查、检验报告单等线下应用。具体应用如下文：

（1）智能导诊：挂错号的现象确实越来越普遍了，普通病看专家、看急诊的现象也越来越普遍。智能导诊服务可为患者挂号提供指引，移动端界面见图19-3。

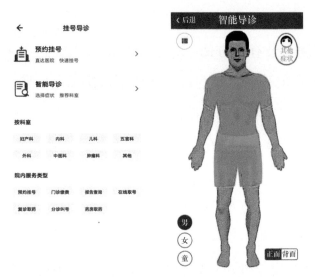

图 19-3　移动端智能导诊界面展示图

（2）预约挂号：提供预约挂号统一平台，有利于全市医疗资源的整合与合理利用，实行统一运营、统一服务，为公众查阅全市医生信息库及可预约号源提供便利，同时也避免各医院重复建设。

A. 业务场景描述：用APP、微信公众号、小程序等移动客户端扫特定码，完成预约挂号；在APP、微信公众号、小程序或其他特定程序中直接预约挂号；预约本人或家人且实名制；完成后定期提醒。

B. 相关场景要素：有EHC的，直接读取实名信息；无EHC的，填入实名信息，在院内核实。

1）预约医疗机构列表展示要素：区域（距离）；排序［常去医院（实际）］；筛选（关注标签），见图19-4。

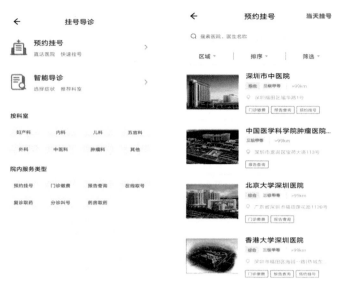

图 19-4　移动端预约挂号界面展示图

2）预约挂号及取号流程：见图19-5。

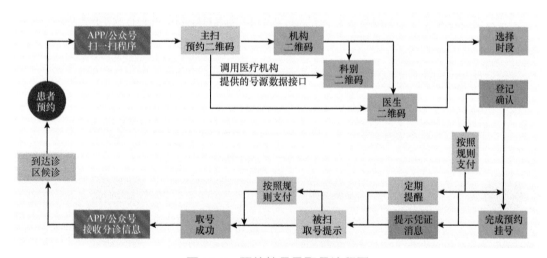

图 19-5　预约挂号及取号流程图

● 设施：① 机构预约二维码制作、张贴（大厅、诊区、桌面）：机构码；科别码；医生码。② 扫码设备：自助式扫码墩（大厅、挂号处、护士站）；扫码枪（挂号处、护士站）。

● 接口（医疗机构按平台规范编制、提供）：① 号源资源数据接口，包括机构、科别、医生号源及费用标准、时段；② 预约确认业务接口，确认预约成功（含支付）；③ 取号确认业务接口，确认取号成功，包括挂号成功（含支付）、返回分诊信息。

（3）预约取号及排队叫号：针对门诊预约患者，提供到院取号功能，以表示患者到院，与医院的业务系统进行关联。

1）业务场景描述：到达医疗机构后，根据机构规定，可能有两种方式：在窗口被扫；在候诊区自助终端被扫。扫码实现两个功能：支付诊金（自费，医保根据情况移动支付）；报到（用于分诊排队），平台应能自动推送排队信息。

2）相关场景要素：有EHC的，直接使用；无EHC的，暂不支持（或延续之前的模式）。

（4）现场窗口挂号

1）业务场景描述：到达医疗机构窗口，提出挂号需求后，按照工作人员指引，出示EHC；被扫码枪或扫码墩扫码后，按引导页面完成挂号确认、支付；完成后，推送分诊排队信息。

2）相关要素：有EHC的，直接使用；无EHC的，暂不支持（或延续之前的）。

3）相关流程：如图19-6所示。

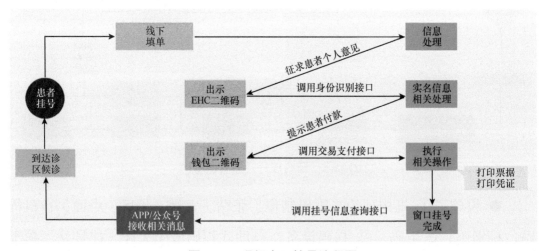

图 19-6 现场窗口挂号流程图

（5）获取处方及在线缴费（图19-7、图19-8）

1）业务场景描述：医生开具处方后，平台推送（或主动拉取）；按指引页面支付对应订单（支持医保移动支付）；完成后提示执行信息（包括检验、检查、治疗、取药等）。

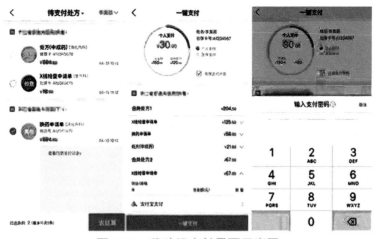

图 19-7　移动端支付界面示意图

图 19-8　移动端支付成功界面示意图

2）相关要素：无论有无EHC，均要完成支付；后续执行信息：执行部门的地址（楼栋、层数、门牌号）；目前排队情况（尤其是检查）。

3）相关流程：如图19-9所示。

（6）药房取药

1）业务场景描述：窗口取药时，药师核对处方时需出示二维码；被扫码后，业务终端显示的信息包括患者基本信息、处方信息（支付和发药执行情况）。

2）相关要素：有EHC的，直接使用；无EHC的，暂不支持（或延续之

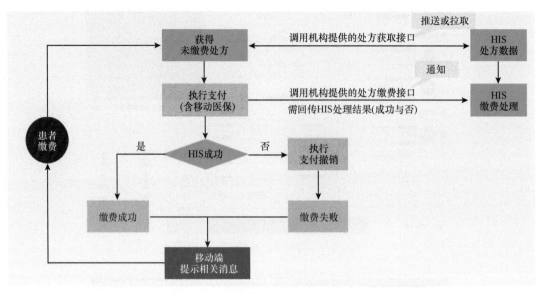

图 19-9　获取处方及在线缴费流程图

前的）。

3）相关流程：见图19-10。

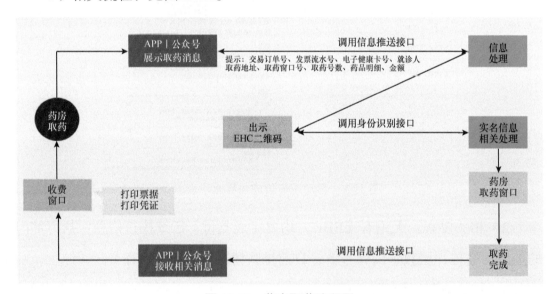

图 19-10　药房取药流程图

（7）检验检查验证

1）业务场景描述：做身体检查时，技师需要核对患者信息，二维码被扫后，业务终端显示的信息包括患者基本信息、检查信息（支付和检查情况）。

2）相关要素：有EHC的，直接使用；无EHC的，暂不支持（或延续之前的）。

3）相关流程：见图19-11。

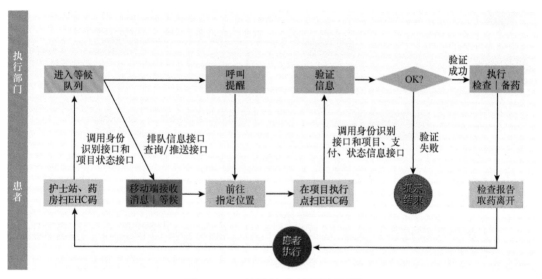

图 19-11 检验检查验证流程图

（8）检查排队

1）业务场景描述：做身体检查时，到执行点扫码登记（扫码枪或扫码墩）；扫码后有两个结果：若满足条件，进入队列，立即推出排队信息；若不满足条件，提示修改信息。

2）相关要求：扫描后的验证条件；项目与执行点匹配；项目未执行；项目已缴费（注：后期支持远程登记）。

（9）门诊缴费

1）业务场景描述：到达缴费窗口，按收费员指引，出示二维码并被扫。扫码后：调出所有处方到收费员桌面程序；推送交互信息，要求持卡人确认支付（含医保）。确认支付后，推送待执行信息。

2）相关要素：有EHC的，直接使用；无EHC的，暂不支持（或延续之前的）。

3）相关流程：见图19-12。

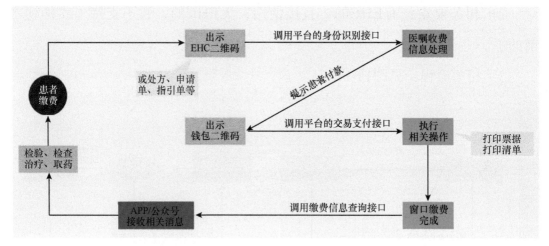

图 19-12　门诊缴费流程图

（10）检查补费

1）业务场景描述：患者做身体检查时，需要补做某位置时，患者不用终端检查，由检查医师开具处方，现场补费即可，可使用扫码枪或扫码墩。扫码后：推送交互信息，要求持卡人确认支付（含医保）。若需要发票，到收费处补开票据。

2）相关要素：有EHC的，直接使用；无EHC的，暂不支持（或延续之前的）。

3）相关流程：见图19-13。

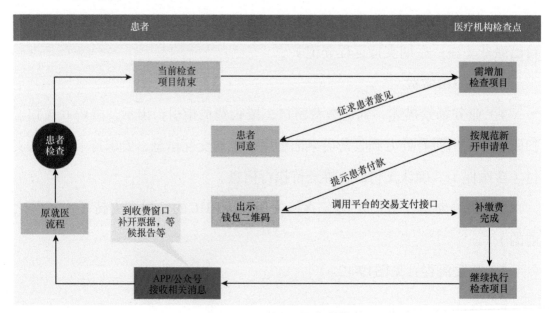

图 19-13　检查补费流程图

（11）自助挂号

1）业务场景描述：进入自助系统挂号，在引导页面出示电子健康卡二维码（支持动态），系统读取实名信息，挂号系统验证后，完成挂号。然后执行分诊，打印凭证（包含挂号信息和候诊信息）。

2）相关要素：门诊窗口挂号类似，差别在于：自助方式为患者自己操作；窗口方式为挂号员操作（可能是手工输入信息）。

3）相关流程：见图19-14。

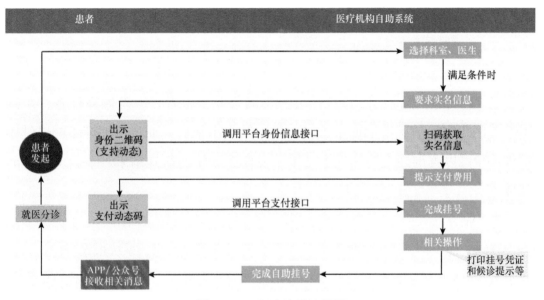

图 19-14　自助挂号流程图

（12）自助缴费

1）业务场景描述：进入自助系统缴费，在引导页面出示电子健康卡二维码（支持动态），系统读取实名信息；系统根据身份调出处方（申请单）待缴费所有信息，该身份下的所有业务流水号，业务流水号下的所有处方（申请单）。支付交互：在自助设备引导页输入支付密码完成支付；在移动端输入支付密码（或指纹认证）完成支付；再次出示支付确认码，让自助设备扫码，完成支付。

2）相关要素：支付交互模式需要根据医院情况进一步设计及定制。

3）相关流程：见图19-15。

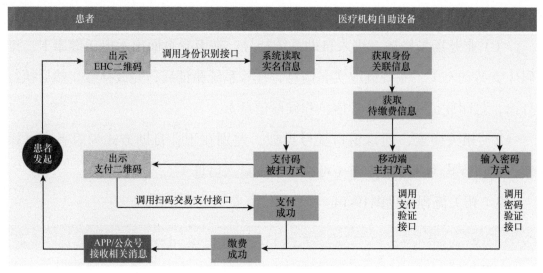

图 19-15　自助缴费流程图

（13）报告查询：检验检查报告查询服务，患者在医院做完检查，可以不必专门再去一趟医院取回报告。待报告结果出来后，通过深圳健康网或健康深圳APP可以查询到完整的检查结果，方便患者快速得知结果，节约就医时间和成本。

1）业务场景描述：进入自助系统—查报告，在引导页面出示电子健康卡动态二维码（建议），系统读取实名信息、获取身份关联信息；系统根据身份执行，显示报告进展（是否已审核发布）；展示报告内容【可选】；打印检验检查报告。

2）相关要素：身份动态码：避免信息泄露，减少重复打印。

3）相关流程：见图19-16。

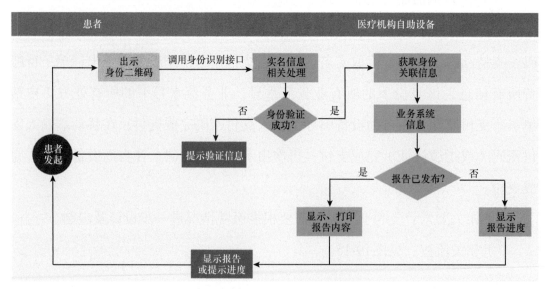

图 19-16　报告查询流程图

（14）自助查询清单

1）业务场景描述：进入自助系统—查清单，在引导页面出示电子健康卡动态二维码（建议）；系统读取实名信息、获取身份关联信息，系统根据身份执行，显示 n（可设置）日内支付记录；选择支付记录，显示该支付记录的费用清单；展示、打印费用清单或发票。

2）相关要素：身份动态码；避免信息泄露，减少重复打印。

3）相关流程：见图19-17。

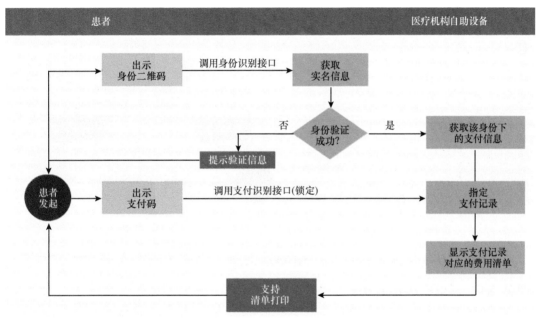

图 19-17　自助查询清单流程图

（15）检验检查服务预约：通过建立检验检查服务资源池，实现市民线上预约，提升医疗健康服务体验，提高医疗机构的服务效率，增强医患互动。

（16）消息推送及就诊提醒：根据患者电子健康卡信息，向患者定向推送相关辅助就诊信息，如就诊时间提醒、注意事项提醒、交通指引、院内指引、报告发布提醒、缴费信息提醒、取药信息提醒等内容的推送。

（17）住院登记

1）业务场景描述：到达住院部，按工作人员指引，出示二维码并被扫。

扫码后，调出持卡人基本信息；推送交互信息，要求持卡人确认支付押金；确认支付后，推送相关信息，如住院时间、科室、位置、押金等。

2）相关要素：有EHC的，直接使用；无EHC的，暂不支持（或延续之前的）。

3）相关流程：见图19-18。

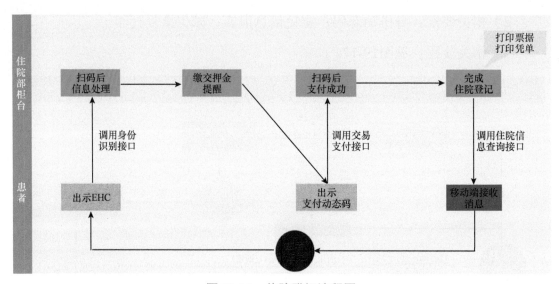

图 19-18　住院登记流程图

（18）预缴交押金：住院应用场景主要是给本人或家人进行住院预缴交押金支付，如图19-19所示。

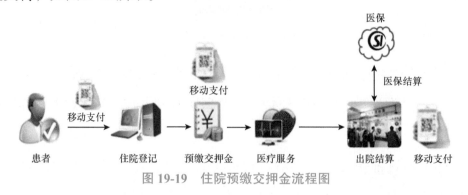

图 19-19　住院预缴交押金流程图

1）业务场景描述：在住院收费窗口，通过指示屏了解收费数，出示二维码并被扫；在移动客户端直接缴交押金，支付完成后，提示本次、历次缴交额度和时间及累计缴交押金额、目前消费总额、自费总额、医保总额、押金余额。

2）相关要素：有EHC的，直接使用；无EHC的，暂不支持（或延续之前的）。

3）相关流程（手机移动端）：见图19-20。

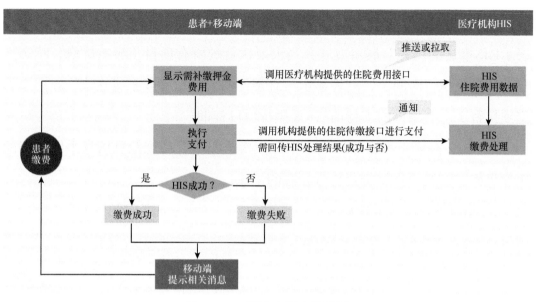

图 19-20　预缴交押金流程图

（19）住院自助查询

1）业务场景描述：进入自助系统—查询，在引导页面出示电子健康卡动态二维码（建议），系统读取实名信息、获取身份关联信息，系统根据身份执行，展示：住院基本信息［姓名（部分）、科室、床位、时间等］、费用信息（总额、押金额、余额，每日费用清单等）。

2）相关要素：身份动态码（避免信息泄露）。

3）相关流程：见图19-21。

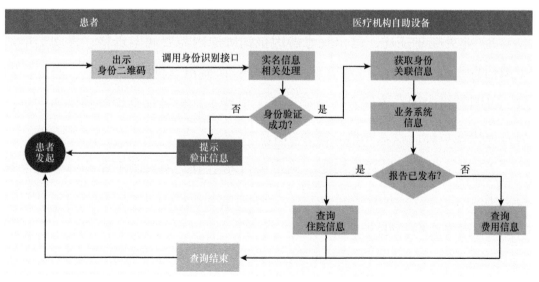

图 19-21　住院自助查询流程图

（20）住院查询当天要执行的项目

1）业务场景描述：进入移动端程序有"查询当天要执行的项目"入口，展示HIS推送的内容。展示方式：当天要执行的所有项目（显示价格、状态、预计和实际执行时间）；列表显示（有条件的支持患者或家属确认，或定人、定项执行）。有条件的支持前后n天执行项目查询。

2）相关要素：本服务场景适用于价格透明、管理规范且信息系统完善的医疗机构，可避免项目是否执行方面的争执。

3）相关流程：见图19-22。

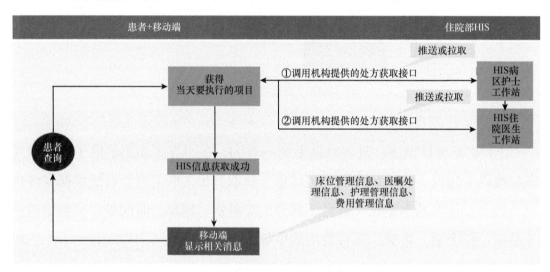

图 19-22　住院查询当天要执行的项目流程图

（21）住院服务—病案快递

1）业务场景描述：已出院患者因报销等原因需要病案资料；移动端申请（填信息、同意协议、付费等），待回复；医院PC端收到、核实、回复。同意，说明寄送时间；不同意，说明原因（退费）。患者移动端收到快递信息；患者或快递员标注投送完成，服务结束。

2）相关要素：患者先沟通，确定可行才申请。需要制定业务标准规范和协议书。

3）相关流程：见图19-23。

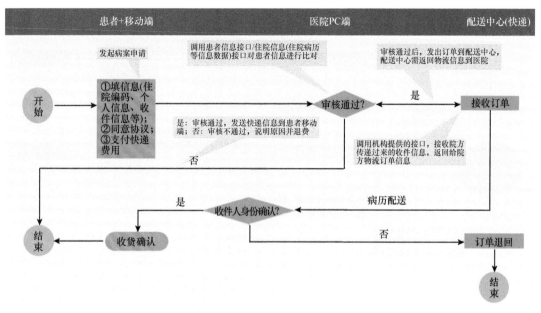

图 19-23　住院服务—病案快递流程图

（22）商保直赔

1）业务场景描述：根据各商业保险公司的理赔需求，基于电子健康卡移动应用平台向商业保险公司提供理赔信息服务，为市民提供理赔便民服务。

2）相关要素：在健康应用终端输出相关理赔服务。

（23）体检配套预定

1）业务场景描述：在移动端体检服务程序由"预定体检套餐"入口；从列表中选择可预定的套餐，列表分两级展示，如套餐列表（套餐名、价格）、当前预定数【可选】。列表按性别分两个页签；套餐内容（大项）、适合性别、年龄段。预定确认、支付费用、弹出凭证，纳入"我的订单"；引导（提醒）其预约体检时间。后期定时消息、短信提醒。

PC端：显示预定情况（人数、套餐名、支付情况）；批量、定期回复，提醒其预约体检（已预约的不用）。

2）相关要素：本服务场景要求体检机构信息化要求较高，对体检套餐的定义要精细化。支付模式：强制支付、不强制支付。

3）相关流程：见图19-24。

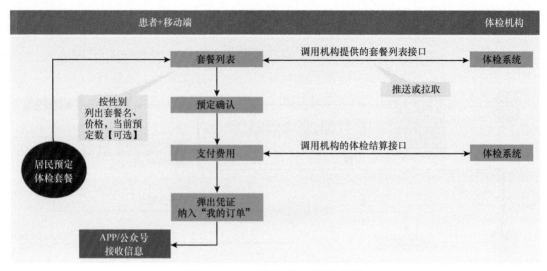

图 19-24　预定体检套餐流程图

（24）体检预约：居民可以进行体检预约，根据自身的需求和身体状态来选择预设的体检套餐，选择需要的体检项目套餐，同时满足个性化体检需求，之后可以选择体检的时间和体检人，并进行体检费用支付。

1）业务场景描述：在移动端体检服务程序由"体检预约"进入；选择体检机构，可显示剩余预约数，确保还有剩余预约额度后选定机构；填写预约信息，如时间、项目等；确认预约、弹出预约凭证，纳入"我的预约"；后期定时消息、短信提醒。

PC端：显示预约情况（人数、时间）。每日自动核对到达率（身份证号、项目）。

2）相关要素：本服务场景比较粗线条，每日开放预约定额。用户存在体检项目没有执行完的情况。

3）相关流程：见图14-3。

（25）体检报告查询

1）业务场景描述

A. 在移动端体检服务程序由"体检报告"进入。

B. 系统读取信息、获取身份关联信息。

C. 系统根据身份执行：显示①体检报告进展（是否已审核发布）；②体

检报告内容；③报告解读（EHC用户）。

2）相关要素：本服务的关键是数据接口规范，能支持比较灵活的体检报告显示方式。

3）相关流程：见图14-4。

（26）慢性病或常见病续方取药：①实现处方系统与药房配药系统无缝对接，方便群众及时取药。线上处方经药师审核后，医疗机构、药品经营企业可委托符合条件的第三方机构配送。②实现线上远程慢性病续方服务，慢性病患者可通过平台进行慢性病续方并支付相关费用，还可进行诊间咨询和相关诊疗，减少患者就医成本，提升服务体验。③实现线下处方药配送服务，到医院就诊的常见病或非危重病患者，可以通过平台的云药房信息服务，实现药品配送服务，患者不用再排队等候配药和发药，为患者就医提供便利，同时减轻药师窗口服务压力，降低医院药事成本。

1）业务场景描述：留言模式（留言），后期支持聊天模式（即时）；支持文字、图片，后期支持语音、视频模式。

2）相关要素：多个相关场景进入本场景，如医生单独发起、从健康社群中发起等。需要有咨询的结束机制，用于统计和考核。

3）相关流程：见图19-25。

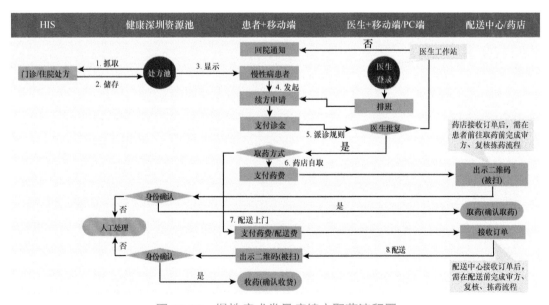

图 19-25 慢性病或常见病续方取药流程图

（27）在线咨询或诊疗：针对慢性病或常见病，基于实体医疗机构提供线上就医咨询、药师咨询等，或通过居家医疗器械上传的监测信息或有效的检验检查报告提供常见病的远程诊断或开具处方、在线审方等服务。

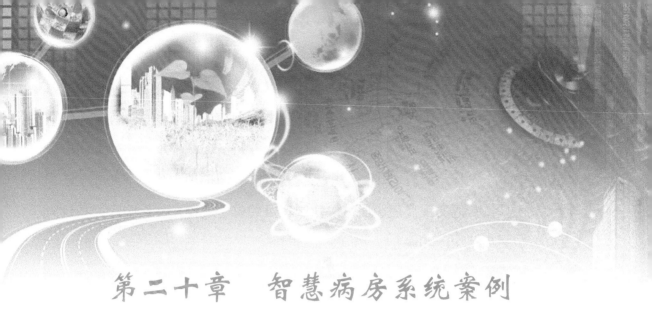

第二十章 智慧病房系统案例

案例编号	智慧医疗案例-002
案例名称	智慧病房系统
案例作者	金新政
作者单位	华中科技大学同济医学院
知识产权负责单位	广东博钧医疗信息科技有限公司
行业	服务业
案例语种	中文
案例类型	描述型
中文关键词	智慧病房；医疗服务；工作效率；管理水平
英文关键词	smart ward; medical service; work efficiency; management level

中文摘要	为推进移动医疗服务，通过移动端实现医生移动查房和临床护理移动化，促进医疗服务高效便捷，本案例描述了智慧病房的建设内容及相关产品。智慧病房包括智能护士工作站、智能床旁信息系统和智能移动护理系统三个部分。智慧病房的建设可以强化医患沟通，减少医疗纠纷；提高医护工作效率，节约医院运营成本；提高患者就医体验，提升医院的社会形象；方便绩效考核，提高医院的服务质量和管理水平
英文摘要	The objective of this case is to promote mobile medical services, realize the mobility of mobile ward rounds and clinical care through mobile terminals, and promote medical services efficiently and conveniently. This case describes the construction and related products of smart ward which consists of smart nurse workstation, smart bedside information system and smart mobile care PDA. The smart ward can strengthen the communication between doctors and patients, reduce the medical disputes, improve the efficiency of medical care, save the hospital operating costs, improve the patient experience, promote the hospital's social image, facilitate performance appraisal, and upgrade hospital service quality and management

（一）智慧病房建设介绍

智慧病房是指患者从入院到出院全过程的信息化管理，优化患者住院的照护体验，简化医护工作流程。把病房、护士站、移动设备通过网络整合起来，让医疗信息可以快速、正确、方便地传递到各个工作端，实现"将时间还给医护人员，将医护人员还给患者"的优质医疗护理的目标。

病房管理是医院管理重要环节，通过智慧病房的建设，可提高患者就医体验、提高医护工作效率，大幅度提升医院服务质量与管理水平。智慧病房可包括智能护士工作站、智能床旁信息系统和智能移动护理系统三个部分互联互通形成闭环，从而实现病房中所有医疗服务可约束、可管控，让医疗护理行为更安全、更规范（图20-1）。

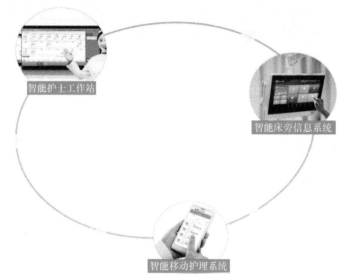

图 20-1　智慧病房组成图

医院智慧病房建设以脑外耳鼻喉科、骨科一病区、普外二病区三个区实行试点，其床位分布数量见表20-1。根据当前医院病区、病房、病床及护理人员分布，配给相应的智能护士工作站、智能床旁信息系统和智能移动护理系统。

表 20-1　病区床位及设备登记表（移动护理）

序号	病区	正式床位（张）	简易病床（张）	监护床位（张）	移动护理系统
1	脑外耳鼻喉科	30	6	14	6
2	骨科一病区	36	4	0	6
3	普外二病区	36	4	0	6

以上三个区及一号楼 10 个科室共有 13 套智能护士工作站，116 套智能床

旁信息系统及18台智能移动护理系统。

（二）智慧病房产品软件功能说明

1. 智能护士工作站软件功能　见表20-2、表20-3。

表 20-2　智能护士工作站系统 V2.0

菜单	功能说明
护理中心	1. 展示病区信息
	2. 数据展示时一键刷新获取，实时更新患者状态
	3. 自动更新、即刻实时统计并展示病区床位数量及使用情况、患者基本信息及最新状态
	4. 头部显示病区科室信息、科室负责主任和护士长等重要信息
	5. 显示病区跑马灯公告栏、病区平面图及联系电话
	6. 智能分析医嘱、护理逾期提醒，智能护理推送消息
	7. 显示重点关注的高风险患者列表，使用颜色区分可筛选不同风险级别的患者列表
	8. 根据科室配置不同类别统计显示护理项目数量，并且可查看关联的患者列表，实时数据同时在护士站大屏上显示
	9. 今日病区换床信息显示
	10. 今日值班医生护士（一线、二线人员）
	11. 备忘录（列表、新增、删除），可设置定时推送提醒时间，添加显示需吸氧患者、心电监护仪、新生儿、备注、公示信息、留言，支持触控录入
	12. 患者危急值推送，并支持语音播报
	13. 新医嘱推送、设置医嘱执行时间，判断当前时间提示患者需要执行的医嘱
	14. 患者异常报告统计
	15. 床旁系统的照护需求推送白板显示，语音播报
	16. 支持显示第三方床旁和床头卡的语音呼叫（需搭配指定的硬件）
	17. 患者一览表动态显示患者列表、患者10个特殊标记、快筛信息
	18. 查看患者各项详细信息
	19. 持密码登录查看，保护患者隐私
	20. 消息通知：分为报警提醒和照护需求通知（如医嘱执行时间推送、手术安排、检查安排、输液报警、体征报警、照护需求推送等）
	21. 护士工作站的护理项目与移动护理系统数据有效对接，数据实现了互联互通
患者中心	1. 病区病床一览表，实时数据同时在护士站大屏上显示；提供图像化的患者、病床及病历等信息，患者基本信息及科室统计，显示特定病区内所有住院患者的床号及重要信息。提供实时的患者及病床状态监控，提供图像化的床位使用总表实时状态，提供不同颜色显示不同性别，如男性患者为浅蓝色，而女性患者为桃红色，展示字段：患者床号、姓名、年龄、出生日期、住院号、沟通语言、住址、电话、主治医生、责任护士、住院日期、住院天数、缴费方式、特殊标记、诊断相关内容、其他注记、手术完成状态，患者护理级别显示。重要信息报警提示，显示床位使用总表实时状态，可查询个别病床的病床号码、病床名称、患者姓名、负责护士名称、该名患者的需求通报次数及目前设备的联机状态
	2. 显示当前病区的10个患者特殊标记，可自定义勾选配置显示

菜单	功能说明
	3. 可自定义配置分类显示科室快筛信息，并统计数量。护理级别按钮用颜色标注显示，显示快筛按钮：全部、特级护理、一级护理、二级护理、三级护理、重症监护、特殊疾病护理、患儿护理、新生儿护理、新生儿特殊护理、隔离、特殊饮食、病危、保护性约束、危急值、备血、输血、化疗、CVC置管、PICC置管、气管插管、气管切开、呼吸机、心电监测、微量泵、血栓、导管脱落、跌倒坠床高风险、下肢深静脉血栓高风险、过敏药物、今日入院、今日手术、明日手术、性别、高龄、儿童、婴幼儿、病重、压疮、禁食、空床快速筛选统计
	4. 实时同步患者基本信息及最新状态
	5. 显示患者报警信息统计、护理逾期统计
	6. 显示患者的长期医嘱、临时医嘱
	7. 患者检查报告，可对接LIS和PACS，显示报告的详细信息。对影像可放大或缩小
	8. 显示患者体征数据、血压、呼吸、出入量等实时曲线图
医嘱清单	1. 显示病区的医嘱清单（长期与临时）、今日医嘱
	2. 对医嘱进行分类，提醒护士操作、待办事项、逾期医嘱
	3. 可设置医嘱执行提醒时间，定时提醒，语音播放
出入院信息	1. 统计今日出院、今日入院、昨日出院、昨日入院、明日出院、今日迁床患者列表及实时动态变化
	2. 可查看患者详细信息
	3. 设置出院患者后期的随访提醒时间，定时推送至白板
手术安排	1. 对接手术麻醉系统，显示当前病区需要手术的患者列表、手术状态、手术医生、时间等
	2. 显示手术详细内容、麻醉医生等信息
	3. 也可对某个手术安排进行设置提醒推送
检查安排	1. 对接检查预约系统，显示当前病区检查安排的患者列表、检查状态、检验报告信息
	2. 可对接PACS，显示检查的详细信息，也可对检查影像报告放大或缩小
	3. 可对某个检查安排进行设置提醒推送
交班报告	1. 显示护士病区患者的交接班报告，统计病区的白班、夜班交接班内容
	2. 可查看患者的基本信息、医嘱信息、体温单等
	3. 可对接医院的物资管理系统，显示物品、药品的交接班
	4. 如医院没有交班系统，可在控台维护病区交班报告内容
	5. 支持打印
医护排班	1. 可对接医院排班系统，显示医护排班
	2. 显示责任医生、责任护士分管床位
	3. 如医院无排班系统，有相关权限护理人员可在白板进行手动拖拽排班
数据统计	1. 展现图形化和表格两种统计方式
	2. 病区信息统计（病区数量、护理级别、患者状态、护理评估）
	3. 支持对接医院绩效系统，可显示、统计科室护士工作量
	4. 统计护士站自查敏感质量指标监测
	5. 可对接移动护理系统，统计移动护理系统护士医嘱执行率（需要配置硬件设备）

续表

菜单	功能说明
护理培训、教育	1. 控台可上传护理教育相关文件，可在白板播放视频教育的影片 2. 培训教育时可在白板对PDF、Word、影音文件进行演示 3. 可对患者进行宣教讲解 4. 在组织会议时可在白板上进行手写，可清屏、撤回、保存当前手写板及查看历史记录
手写白板	1. 在护士工作站，显示屏可作为手写板 2. 对黑板有擦去、清除重置功能 3. 可对书写的白板保存当前记录，也可查列表记录
信息公告	1. 分为医院公告、科室公告、会议纪要三个类别，控台编辑录入信息 2. 支持视频播放及PDF、Word文件显示 3. 查看公告详情
其他	可设置体征报警值；显示报警信息；报警信息语音播报；模块化、分布式软件架构；有换肤功能，支持多种皮肤颜色

表 20-3　智能护士工作站控台管理系统 V2.0

菜单	功能说明
病床管理	提供实时的患者及病床状态监控，可管理设定患者信息基本资料，字段包含病历号码、住院号码、患者姓名、患者性别、身份证号、出生日期、看诊科别、主治医师等，可管理设定患者信息详细资料，字段包含沟通语言、备注事项、设备ID、紧急联络人、紧急联系人电话、待转床号、今办明出、明日预出、高危跌倒、隔离、禁食、禁治疗、过敏、病危注记、活动方式、设备需求、疾病严重度、出院准备、疼痛评估、营养评估、跌倒评估、压疮评估、日常生活活动评估、诊断、患者动向、外出、主治医生、责任护士等 提供需求通报快速解除：①搭配特定硬件上RFID感应解除需求通报；②权限登入护理控台，手动解除需求通报，可提供接口与医院HIS、NIS导入患者信息，亦可支持手动输入
患者清单	具有显示单一护理站的患者清单总表，支持快速筛选，按科室、患者类型等条件查询患者信息，筛选欠费的患者，可显示病患信息，如病床编号、患者姓名、病患性别、看诊科别、主治医师、各项评估、备注事项及入院时间等
患者过敏信息查询	查询患者过敏信息
手术安排查询	按科室、时间等条件查询患者手术安排信息
出入院查询	查询出入院患者信息
医护排班数据管理	支持医生、护士排班的新增、删除、维护等功能，亦可支持手动输入
患者统计	显示病区信息统计（今日出入院、今日手术、明日手术、今日分娩、占床数、空床数、总床数、性别）；显示护理级别、护理评估；显示患者状态（过敏、隔离压疮、危急、卧床信息、特殊疾病护理、重症监护）
新闻与公告及通知类数据发布管理	支持发新闻、公告信息；支持发科室、全院的新闻/公告
护理项目管理	护理项目分为根据科室配置不同类别统计显示、根据控台权限配置显示项目类别。实时数据：同时在护士站大屏上显示护理项目数量，并且可查看关联的患者列表
宣教内容维护与管理	护理培训、教育、宣教；控台可上传影音、PDF、Word等文件
通信管理	支持同步OA或者其他第三方数据同步，可管理设定当前护理站的病房分机、病房主任、护理长、护士信息，并同步显示于电子白板
手术安排	提供接口与HIS数据同步；可查看护士站下患者的手术安排

菜单	功能说明
检查安排	提供接口与HIS数据同步；可查看护士站下患者的检查项目
用药资讯	提供接口与HIS数据同步
交班报告	控台维护交班班次时间，显示护士病区患者的交接班报告，统计病区的白班、夜班交接班内容；可维护交接班报告内容
系统设备管理	设备管理，用户管理，菜单权限数据管理
其他	模块化、分布式软件架构；可支持换肤

2. 智能床旁信息系统软件功能　见表20-4、表20-5。

表 20-4　智能床旁信息系统 V2.0

功能模块	功能说明
信息显示及查询	患者、病历、影像、各类检查结果等信息，照护团队信息 治疗计划：包含检查计划、手术计划等预定行程摘要，可依系统设定显示或隐藏患者的诊疗计划 宣导信息：可串接院方卫生教育网站显示卫生教育倡导相关信息 需求通报按键、用药资讯、费用清单等 提供自定义logo、年月日、星期、时间、当地天气及温度显示区
需求通报	分级需求通报：医护需求/一般需求
医生护士查询及显示病患信息	首页显示信息，医生或者护士登录后个人信息及病患信息的显示；治疗结果查询，包含医嘱清单，检查结果预定行程摘要；影像资料查询，包含影像资料、B超检查等预定行程摘要；费用明细查询，包含患者所有用药费用明细清单
检查影像报告	打通与PACS的对接，提供检查报告影像资料查询；可展示影像图片，支持放大或缩小查看
检验报告	能与医院的LIS进行互联互通，患者可以查询做过的检验报告，显示检验的结果
电子床头卡	显示患者的基本信息、主治医师、责任护士和护理等级、过敏等护理信息
认识医院	图文的形式显示医院介绍、科室介绍、环境介绍
费用查询	显示费用余额、缴费类别、费用清单
护理评估	护士可在床旁信息系统对患者做入院评估，各项专科护理评估（压疮、疼痛等）
医护评价	可对接医院的满意度调查评价系统
健康宣教	支持播放图文、视频、Word、PDF、PPT类型的宣教资料，可由控台自定义设置播放时间自动推送给患者，也可针对某些特定患者进行宣教推送。护士可在床旁引导患者进行宣教学习观看，患者可对宣教内容评价或选择重新观看，系统可追踪患者的观看记录和评价记录，并纳入优质护理管理
床旁结算	针对住院患者可支持床旁自费结算，并采用第三方移动支付，需对接医院费用结算接口
医院点餐	支持院内点餐，并对接医院第三方移动支付
视频影音	可以在终端播放本地影视、音乐内容；也可实现外网连接跳转视频网站播放视频
蓝牙采集	智能床旁信息系统实现了护理人员在床旁录入生命体征数据，医生、护士用工号或扫码登录后通过移动护理系统可在智能采集设备上实现血压和体温数据的自动采集和数据传输（需搭配指定采集设备）
系统设定	提供屏幕亮度的调整及音量大小的调整 提供快速按钮设定屏幕休眠时间，可设定为15秒、1分钟、10分钟及30分钟，通过一键点击即可完成屏幕休眠时间设定

续表

功能模块	功能说明
登录	工号密码输入登录 可提供接口串接数据库录入的医生或者护士工号信息
其他功能	
批量升级 状态监控	可以进行系统软件批量升级 可以监控患者终端设备状态

表 20-5　床旁控台管理系统 V2.0

功能模块	功能说明
患者信息	患者列表：显示病区内所有患者列表，可显示患者信息，如病床编号、患者姓名、患者性别、看诊科别、主治医师、各项评估、备注事项及入院时间等基本信息；具有显示单一护理站的患者清单总表，支持快速筛选
	患者信息：显示单个患者的个人信息和住院信息，支持患者腕带的绑定与解绑等信息；可管理设定病患信息基本资料，字段包含病历号码、住院号码、患者姓名、患者性别、身份证号、出生日期、看诊科别、主治医师等
满意度调查	后台配置填写满意度调查问卷信息；可查看每个科室的满意度评价统计
认识医院	后台上传医院图片及文字介绍信息
健康宣教	后台配置上传图文、视频类型的宣教信息。患者可在床旁阅读宣教信息。支持Word、PDF、PPT、视频等格式。可自定义设置影音文件是否自动推送给患者、是否循环播放和播放次数
系统设置	用户管理；菜单管理；权限设置

3. 智能移动护理系统软件功能　见表20-6、表20-7。

表 20-6　智能移动护理系统终端

功能模块	序号	功能描述
智能登录	1	用户名密码登录
	2	扫码登录
	3	NFC感应登录
床位列表	1	患者基本信息（含费用信息）
	2	检查结果、检验报告、体温单、护理文书等
	3	医嘱信息的执行记录
体征录入	1	生命体征采集（支持蓝牙采集）
	2	体温单
医嘱执行	1	扫描腕带
	2	扫描药瓶贴条码
	3	查看医嘱
	4	完成执行并记录执行护士和执行时间

功能模块	序号	功能描述
病房巡视	1	日常巡视
	2	输液巡视
	3	巡视记录，呈现理应巡视时间和实际巡视时间
护理记录	1	基础护理
	2	专科护理
	3	护理记录
护理评估	1	患者的床旁评估
	2	患者各评估表展示
病患需求	1	接收患者来自床旁的精准需求
	2	接收患者来自床旁的语音呼叫
排班显示	1	护理排班展示
	2	交班报告展示
备忘录	1	查看所有备忘信息
	2	启动/暂停
	3	备忘录的增加、修改、删除

表 20-7　智能移动护理系统后台管理系统

功能类	序号	功能描述
病区统计	1	病区信息
	2	护理级别、患者状态、护理评估统计
患者一览表		患者基本信息
医嘱管理	1	医嘱转抄
	2	医嘱记录（统计护理人员通过系统执行医嘱的每一条记录，记录包含计划时间、实际执行时间、执行人和医嘱详细内容）
巡视管理	1	护士巡视记录
	2	输液巡视记录
护理管理	1	基础护理记录
	2	专科护理记录
生命体征管理	1	生命体征记录
	2	体温单查看打印
文书管理	1	护理文书查看（可按文书类型、患者筛选）
	2	护理文书模板管理
	3	护理文书记录

续表

功能类	序号	功能描述
排班管理	1	班次设置
	2	排班管理
	3	查看排班
二维码打印	1	床头卡打印
	2	瓶签打印
	3	医嘱单打印
系统设置	1	系统用户管理
	2	PDA用户管理（包含用户登录二维码打印）
	3	设备管理
	4	权限管理

（三）智慧病房产品安装环境

1. 设备安装环境　见表20-8。

表 20-8　设备安装环境

产品名称	安装环境			
	网络接口	备注	安装方式	备注
智能护士工作站	有线网络		壁挂	具体根据现场环境确认安装方式
智能床旁信息系统	有线网络/无线WiFi	上网娱乐功能需开通外网	支架摇臂	具体根据现场环境确认安装方式
智能移动护理系统	离线版	甲方内部WiFi	手持、移动	

注：安装环境中网络接口由甲方提供（具体视商务与甲方协商结果）。

2. 安装软硬件要求及具体配置　见表20-9～表20-12。

表 20-9　安装软硬件要求

序号	硬件名称/软件名称	描述/具体要求	备注
1	硬件—服务器	5台；根据项目情况选择服务器配置	
2	硬件—交换机	20台，48口	
3	硬件—磁盘柜硬盘	4台	
4	软件—网络	根据合同硬件的要求提供相应的有线或无线网络	
5	软件—数据库或视图	根据数据对接文档要求提供相关的数据接口或视图	

表 20-10　服务器配置

参数项目	参数说明
产品型号	PowerEdge T330 塔式服务器（A420209CN）
产品类型	塔式
处理器	
CPU系列	至强处理器E3系列，Intel 至强E3-1200 v6
CPU核心	四核
CPU线程数	八线程
总线规格	DMI3 8GT/s
CPU型号	Xeon E3-1240 v6
CPU主频	3.7GHz
三级缓存	8M
标配CPU数目	1个
最大CPU数目	1个
主板	
主板芯片组	Intel C236
主板插槽	4个插槽： 1×8 PCIe 3.0（×16接口） 1×4 PCIe 3.0（×8接口） 1×4 PCIe 3.0（×8接口） 1×1 PCIe 3.0（×1接口）
内存	
内存类型	DDR4，16GB UDIMM，2400MT/s，双列，×8带宽
标配内存	16G
最大内存容量	64G
存储	
硬盘接口类型	SATA，4×2TB 7.2K RPM，SATA 6Gbps 3.5英寸热插拔硬盘，最大支持4块3.5英寸硬盘
标配硬盘	8000G
硬盘热插拔	支持
光驱	DVD+/-RW
其他	
网卡	Broadcom BCM5720
电源	热插拔电源（1+0），1个
最大功率	495W
管理工具	iDRAC8基础版
其他性能	4.1GHz，14nm，电源线：1根电源线，250V，2M（中国）电源管理BIOS设置：省电BIOS设置

表 20-11　磁盘阵列配置

参数项目	参数说明
处理器	Annapurna Labs Alpine AL-324 ARMv8 Cortex-A57 四核心1.7GHz处理器，处理器架构：64bit
预载内存	4GB DDR4（1×4GB）I
可扩充内存	16GB（1×16GB）
内存插槽数	1×DDR4 Long-DIMM插槽
支持硬盘类型	2.5英寸，SATA接口
支持硬盘数量	12×3.5英寸SATA 6Gbps硬盘槽
SSD快取支持	3.5英寸硬盘槽：1～12 其他配置：透过QM2 PCle扩充卡配置M.2 SSD
10 Gigabit网口	2×10GbE SFP+
Gigabit网口	2×Gigabit RJ45
USB	4×USB 3.1 Gen1 Type-A
PCle扩充槽	插槽1：2.0×2
尺寸/mm	89×482×534
电源	2×ATX 250W，100～240V AC，50/60Hz，3.5A
风扇	2×7cm风扇（12VDC）
工作温度&相对湿度	0～40℃（32～104℉），相对湿度5%～95%，非凝结，湿球温度：27℃（80.6℉）
厂家质保	3年

表 20-12　交换机配置

型号	S1700-52GFR-4P-AC	固定端口	48个10/1001000Base-T以太网端口4个千兆SFP
POE供电	不支持	MAC地址表	8K MAC
类型	全管理	外形尺寸（mm）	442×220×43.6
包转发率	78Mpps	型态	机架式
交换容量	104Gbps	功耗	＜55W
输入电压	100～240V AC，50～60Hz		
工作温度	0～45℃		
工作湿度	10%～90%		
散热方式	风扇散热，风扇转速智能调节		
安全特性	支持硬件ACL、支持基于端口的MAC过滤、支持MAC认证、支持基于端口的802.1×认证、支持RADIUS认证、支持Porta认证、支持端口幕高、支持端口风暴抑制、支持系统自防御，防止广隧流、ARP、ICMP、TCP、蠕虫病毒、DOS等攻击CPU、支持DHCP Snooping		
VLAN	支持4KVL AN、支持Access端口、支持Trunk端口、支持Hyord端口 支持管理VLAN、支持VoiceVL AN		

续表

型号	S1700-52GFR-4P-AC	固定端口	48个10/1001000Base-T以太网端口4个千兆SFP
QOS	支持绝对优先级、WRR两种调度方式、支持每端口8个队列 支持根据802.1p/DSCP队列调度		
STP	支持STP（IEEE 802.1d）、支持RSTP（IEEE 802.1w）、STP 支持MSTP（IEEE 802.1s）		
组播	支持IGMP Snooping（internet group management protocol snooping） 支持256个组播、支持用户快速离开机制		
路由特性	支持IPv4、IPv6静态路由		
设备管理	支持SNMP、支持Web管理（支持HTTPS）、支持DHCP-client 支持用户口令保护、支持一键还原		
设备维护	支持RMON（remote network monitoring）、支持Syslog（系统日志） 支持Ping检测/支持Traceroute、支持VCT（virtual cable test） 支持链路层发现协议LLDP（link layer discovery protocol）		
端口汇聚	支持12组汇聚组，每组8个端口、支持静态ACP		
端口镜像	支持基于端口的双向流星镜像、镜像端口支持Trunk		
端口带宽控制	支持对出入端口的报文流量进行限速，粒度为8kops		
广播风暴抑制	基于端口速率的风暴抑制 端口流量达到风暴抑制门限时发送警告		

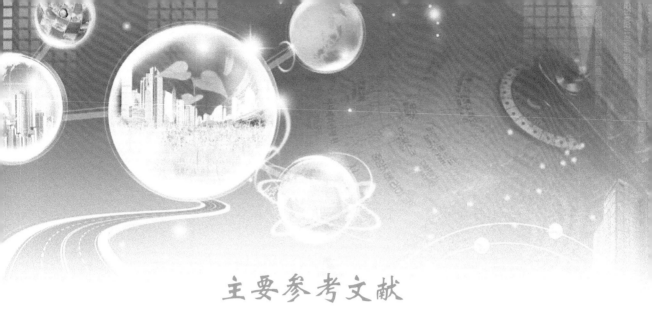

主要参考文献

蔡自兴, 贺汉根. 2002. 智能科学发展的若干问题. 自动化学报, (S1): 142-150.

陈阳, 金新政. 2016. 移动健康生态研究. 中国卫生信息管理杂志, 13(1): 37-40.

广东兆邦智能科技股份有限公司. WIT120〔DB/OL〕. http://m.gdzbi.com/displayproduct.html?id=3107342844462464. [2019-04-11].

韩晓丹, 金新政*. 2015. 移动健康管理服务平台研究. 中国卫生信息管理杂志, (5): 459-462.

韩晓丹, 金新政*. 2015. 移动健康绩效考核业务模型研究.中国卫生信息管理杂志, 13(6): 616-620.

韩晓丹, 金新政. 2016. 智慧健康的"热点"分析. 智慧健康, (6): 2-7.

洪紫映, 邓朝华, 金新政*.2016. 智慧健康系统的影响因素研究. 智慧健康, (6): 8-11.

金龙, 张博文, 金新政*. 2017. 可穿戴式智能健康产品的人性化设计. 智慧健康, (6): 18-20.

金新政. 2000. 医院信息系统的体系结构研究. 医学信息: 医学与计算机应用, (2): 54-56.

金新政. 2000. 中国卫生信息化建设的总体规划探讨.医学信息: 医学与计算机应用, (1): 38-40.

金新政. 2001. 数字化信息社会的管理方略研究. 中国卫生事业管理, (10): 636-638.

金新政. 2001. 医院管理状况评价方法研究. 中国医院统计, 2(8): 74-78.

金新政. 2003. 医学信息检索与利用. 北京: 中国科学文化出版社.

金新政. 2003. 医院信息系统建设的十大问题. 中国医院管理, (2): 25-26.

金新政. 2004. 医院管理评估合理性的研究. 卫生软科学, (5): 211-213.

金新政. 2013. 卫生信息管理. 北京: 科学出版社.

金新政. 2014.卫生信息系统. 2版. 北京: 人民卫生出版社.

金新政, 陈敏. 2004. 医院信息系统. 北京: 科学出版社.

金新政, 陈敏, 张晓祥, 等. 2009. 现代医院信息系统. 北京: 人民卫生出版社.

金新政, 陈氢, 蔡筱英, 等. 2002. 信息管理概论. 武汉: 华中科技大学出版社.

金亚秋, 徐丰. 2018. 加强智能科学交叉领域研究. 科技导报, (17): 1.

靳彬, 詹引, 牟岚, 等. 2015. 健康质量测评方法研究. 中国卫生质量管理, (3): 71-73.

联想. 智慧医疗〔DB/OL〕. http://www.lenovohit.com/. [2019-03-29].

锐捷. 智慧医疗〔DB/OL〕. https://zhidao.baidu.com/question/107448742.html. [2019-03-28].

庹兵兵, 沈丽宁, 金新政*. 2016. 智慧健康系统结构设计. 智慧健康, (6): 18-21.

王志强, 金新政. 2014. 事理学. 武汉: 华中科技大学出版社.

未来网络. 互联网+智慧医疗解决方案〔DB/OL〕. http://www.fnic.cn/955.html. [2019-04-05].

辛艳姣, 项莉, 金新政*. 2016. 智慧健康行业发展路径分析. 智慧健康, (9): 29-32.

张博文，金新政*. 2016. 基于体感网的健康监测系统研究. 智慧健康，(9): 52-56.

张博文，金新政*. 2016. 智慧健康系统评价指标研究. 智慧健康，(9): 37-41.

Reddy B S, Verma A R. 2015. Protection of digital telecom exchanges against lightning surges and earth faults. IEEE Transactions on Industry Applications, 51(6): 5305-5311.

Yang S. 2003. Earthing and lightning protection measures of computer automatic system. Natural Gas Industry, 23(2): 113-116.

（注：加*为通讯作者）

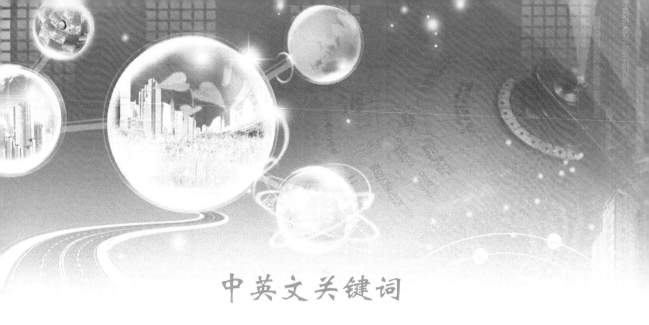

中英文关键词

安全、隐私和质量（security, safety and quality）

安全电子交易协议（secure electronic transaction, SET）

标准研发组织（standard development organization, SDO）

参考信息模型（reference information model, RIM）

层次消息描述（hierarchical message description, HMD）

电子病历系统（electronic medical records, EMR）

电子药剂学与药物经济（E-pharmacy and medicines business）

放射信息管理系统（radiology information system, RIS）

服务类使用者（service class user, SCU）

服务类提供者（service class provider, SCP）

国际标准化组织（International Organization for Standardization, ISO）

国际电气制造业协会（National Electrical Manufacturers Association）

国际电信联盟（International Telecom munication Union, ITU）

国际机器人联合会（International Federation of Robotics, IFR）

国际疾病分类（International Classification of Diseases , ICD）

国际卫生术语标准制定组织（International Health Terminology Standards Development Organization, IHTSDO）

互操作技术（technology for interoperability）

患者主索引（enterprise master patient index, EMPI）

基于角色的访问控制（role-based access control, RBAC）

基于属性的访问控制（attribute-based access control, ABAC）

急诊严重程度评分（emergency severity index, ESI）

技术委员会（technical committee, TC）

健康概念陈述（health concept representation）

健康记录与模型协调（health records and modelling coordination）

健康卡（health cards）

精细化消息信息模型（refined message information model, R-MIN）

跨医疗机构文档共享（cross-enterprise document sharing, XDS）

临床决策支持系统（clinical decision support system, CDSS）

临床术语（clinical terms, 又称为read codes）

临床数据中心（clinical data repository, CDR）

临床信息系统（clinical information system, CIS）

逻辑命名与编码系统（logical observation identifiers names and codes, LOINC）

美国北美放射学会（Radiological Society of North America）

美国国家标准局（American National Standards Institute, ANSI）

美国国家标准协会（American National

Standards Institute, ANSI）

美国卫生信息和管理系统协会（Healthcare Information and Management System Society, HIMSS）

面向服务体系结构（service-oriented architecture, SOA）

欧洲标准化委员会（Comité Européen de Normalization, CEN）

欧洲标准化委员会/技术委员会（The European Committee for Standardization/Technical Committee, CEN/TC 251）

强制访问控制（mandatory access control, MAC）

社区卫生服务系统（community health service system, CHSS）

射频识别技术（radio frequency identification, RFID）

实验室信息管理系统（laboratory information management system, LIS）

世界卫生组织（World Health Organization, WHO）

术语和知识表达（terminology and knowledge representation）

数据仓库技术（extract transform load, ETL）

消息与通讯（messaging and communication）

信息和通信技术（information and communication technology, ICT）

信息模型（information models）

信息社会世界峰会（World Summit on the Information Society, WSIS）

虚拟专用网络（virtual private network, VPN）

业务规则引擎（business rules engine, BRE）

业务流程管理（business process manager, BPM）

医疗企业集成（integrating the healthcare enterprise, IHE）

医学系统命名法—临床术语（systematized nomenclature of medicine-clinical terms, SNOMED CT）

医学数字成像和通信标准（digital imaging and communications in medicine, DICOM）

医学影像存档与通讯系统（picture archiving and communication systems, PACS）

医学影像技术协会（medical imaging & technology alliance）

医院信息系统（hospital information system, HIS）

医嘱录入系统（computerized physician order entry, CPOE）

移动卫生（mobile health）

域消息信息模型（domain message information, D-MIN）

云平台（cloud platform）

智慧医疗（wise information technology of 120, WITI120）

自主访问控制（discretionary access control, DAC）

组配式概念体系（compositional concept system）